# Vorwort zur 2. Auflage

Das vielfältige Spektrum thromboembolischer Komplikationen umfasst Thromboembolien in der venösen und arteriellen Strombahn und betrifft alle medizinischen Fachbereiche. Wegen ihrer meist schwerwiegenden und oft langfristigen Auswirkungen auf die Gesundheit der Patienten ist daher die Prophylaxe, das rechtzeitige Erkennen und die fachgerechte Therapie einer Thrombose oder Embolie von großer Bedeutung.

Das **Thrombose Embolie XXS pocket** soll einen raschen und zeitsparenden Überblick über die für die klinische Praxis notwendigen Kenntnisse bieten. Daher sind die Handlungsempfehlungen so weit wie möglich schematisch dargestellt und, falls angebracht, mit einem Algorithmus versehen. Auf weitergehende pathophysiologische Ausführungen wurde verzichtet. Auch die grafischen Darstellungen komplizierter Abläufe, wie z. B. die Angriffspunkte verschiedener Antithrombotika, wurden absichtlich vereinfacht, um auch dem nicht spezialisierten Leser eine rasche Information zu ermöglichen.

Dem Kapitel über venöse Thrombosen und Lungenembolien schließen sich Ausführungen zur arteriellen Embolie, zum Extremitätenarterienverschluss, zum Mesenterialarterienverschluss, zum Management des akuten Koronarsyndroms und des Schlaganfalls und die Beschreibung kardialer Emboliequellen an. Das abschließende Kapitel gibt einen breiten Überblick über die Einsatzmöglichkeiten und Wirkmechanismen der heute zur Verfügung stehenden Medikamente.

Seit der 1. Auflage des **Thrombose Embolie XXS pocket** stehen mittlerweile neue orale Antikoagulanzien für weitere Indikationen zur Verfügung; dies wurde in den entsprechenden Kapiteln ergänzt und berücksichtigt. Die Autoren haben sich bei ihren Empfehlungen an den entsprechenden Leitlinien der AWMF und an den Ergebnissen der evidenzbasierten Medizin orientiert.

Dieses **Thrombose Embolie XXS pocket** soll als „Kompendium für die Kitteltasche" rasche Hilfestellung bei der täglichen ärztlichen Arbeit geben und - nicht zuletzt - einen Beitrag zur Sicherung der Behandlungsqualität leisten.

Prof. Dr. med. Sylvia Haas für die Autoren

# Inhalt

## 1 Venenthrombose und Lungenembolie 8

**1.1 Diagnose einer tiefen Venenthrombose** 9
1.1.1 Klinik und Wahrscheinlichkeit: Wells-Score 9
1.1.2 Unsichere Zeichen der tiefen Venenthrombose 9
1.1.3 Algorithmus bei Verdacht auf Venenthrombose 10

**1.2 Diagnose einer Lungenembolie** 10
1.2.1 Klinik und Wahrscheinlichkeit: Wells-Score 10
1.2.2 Klinische Charakteristik: Geneva-Score 11
1.2.3 Weitere Hinweise auf eine Lungenembolie 11
1.2.4 Diagnostische Algorithmen bei Verdacht auf Lungenembolie 12
1.2.5 Bildgebende Verfahren bei Verdacht auf Lungenembolie 12

**1.3 Risikofaktoren/-gruppen, Wahrscheinlichkeiten** 13
1.3.1 Dispositionelle Risikofaktoren nach relativer Bedeutung 13
1.3.2 Expositionelle Risikofaktoren 14
1.3.3 Abhängigkeit der VTE-/LE-Häufigkeit von der Risikogruppe 14
1.3.4 Beispielhafte Risikokategorien 15

**1.4 Thromboembolie-Prophylaxe: allgemein** 16
1.4.1 Grundsätzliches 16
1.4.2 Klinische Wahrscheinlichkeit, mögliche Prophylaxe und Risiko einer tiefen Venenthrombose 16
1.4.3 Allgemeine Basismaßnahmen 17
1.4.4 Physikalische Maßnahmen 18
1.4.5 Medikamentöse Maßnahmen 18
1.4.6 Nebenwirkungen und Anwendungs-einschränkungen der medikamentösen Prophylaxe 20
1.4.7 Beginn und Dauer der medikamentösen Prophylaxe 21

**1.5 Spezielle Prophylaxe-Empfehlungen** 23
1.5.1 Eingriffe im Kopf- und Halsbereich 23
1.5.2 Neurochirurgische Eingriffe 23
1.5.3 Herz-, thorax- und gefäßchirurgische Eingriffe 23
1.5.4 Eingriffe im Bauch-/Beckenbereich 24
1.5.5 Operationen und Verletzungen der oberen Extremität 24
1.5.6 Operationen und Verletzungen der unteren Extremität 25
1.5.7 Operationen und Verletzungen an der Wirbelsäule, Polytrauma, Verbrennungen 26
1.5.8 Innere Medizin/Neurologie 27
1.5.9 Schlaganfall 28
1.5.10 Intensivmedizin 28
1.5.11 Geburtshilfe und Gynäkologie 28
1.5.12 Pädiatrie und Neonatologie 30
1.5.13 Urologie 31
1.5.14 Prophylaxe in der ambulanten Medizin 31
1.5.15 Zusammenfassung: Prophylaxe in den speziellen Fachbereichen 33

**1.6 Perioperatives Management** 36
1.6.1 Vorgehen bei Therapie mit Vitamin-K-Antagonisten 36
1.6.2 Vorgehen bei Therapie mit neuen oralen Antikoagulanzien 40

**1.7 Therapie bei Thromboembolie** 41
1.7.1 Soforttherapie 41
1.7.2 Therapeutisches Vorgehen bei TVT 41
1.7.3 Dauer der Sekundärprophylaxe 43

**1.8 Therapie bei Lungenembolie** 43
1.8.1 Grundsätzliche Vorgehensweise 43
1.8.2 Behandlung der Lungenembolie 44
1.8.3 Heparindosisanpassung (für UFH) 45
1.8.4 Kontraindikationen zur Fibrinolyse 46

**1.9 Vorgehen bei Verdacht auf Thrombophilie** 47
1.9.1 Suche nach Thrombophilie bei folgenden Besonderheiten 47
1.9.2 Laborparameter 47

**1.10 Vorgehen bei Verdacht auf Neoplasien** 47

**1.11 Sonderformen der Thrombosen** 48

## 2 Embolien 49
**2.1** Definitionen/Fakten 49
**2.2** Risikofaktoren 49
**2.3** Grundsätzliche Therapiemaßnahmen bei arterieller Embolie 49

## 3 Management Extremitätenarterienverschluss 50
**3.1** Klinik 50
3.1.1 Schweres Ischämiesyndrom: 6 P nach Pratt 50
3.1.2 Klinische Einteilung SVS/ISCVS-Klassifikation 50
3.1.3 Klinische Untersuchung 50
**3.2** Diagnostischer Algorithmus 51
**3.3** Therapie 51
3.3.1 Sofortmaßnahmen 51
3.3.2 Revaskularisierungsmaßnahmen in Abhängigkeit vom Stadium 52
**3.4** Kompartment-/Reperfusionssyndrom 53
**3.5** Rezidivprophylaxe nach Revaskularisation 54
**3.6** Weitere Informationen 54
3.6.1 Mögliche Differenzialdiagnosen 54
3.6.2 Mögliche Ursachen 54

## 4 Management akuter Mesenterialarterienverschluss 55
**4.1** Diagnostik 55
4.1.1 Diagnostischer Algorithmus 55
4.1.2 Vorgehen nach Verschlusstyp/angiografischem Befund 56
4.1.3 Vorgehen nach Klinik/peritonitischen Zeichen 56

**4.2** Therapie 56
4.2.1 Basismaßnahmen 56
4.2.2 Nach Angiografie 56
4.2.3 Operation 57
4.2.4 Vorgehen nach Darmbefund 58
4.2.5 Second-Look-Operation 58
4.2.6 Komplikation Reperfusionssyndrom 59
4.2.7 Postoperatives Vorgehen 59

## 5 Management akutes Koronarsyndrom (STEMI/NSTEMI) 60
**5.1** Definition und Diagnostik 60
**5.2** Einteilung STEMI/NSTEMI 61
5.2.1 Differenzierung der Formen des akuten Koronarsyndroms 61
5.2.2 Entscheidungsalgorithmus beim akuten Koronarsyndrom 61
**5.3** Therapiealgorithmus STEMI 62
**5.4** Therapiealgorithmus NSTEMI 63
**5.5** Weiteres zu STEMI/NSTEMI 64
5.5.1 Ursachen/Risiko/Mortalität/Komplikationen 64
5.5.2 Medikamentöse Therapie bei STEMI 65
5.5.3 Medikamentöse Therapie bei NSTEMI 67
5.5.4 Begleittherapie/Sekundärprävention 69
5.5.5 Mortalitätsrisiko: GRACE-Risk-Score 70
5.5.6 CRUSADE-Blutungsscore 71

# 6 Inhalt

## 6 Management Schlaganfall 72

- **6.1** Vorgehen im zeitlichen Verlauf — 72
- **6.2** Präklinische Diagnostik und Monitoring — 73
- **6.3** Präklinische Therapie — 74
- **6.4** Klinische Akutdiagnostik — 76
  - 6.4.1 Übersicht — 76
  - 6.4.2 Ausschluss Stroke Mimics — 77
  - 6.4.3 NIH Stroke Scale — 79
  - 6.4.4 Weiterführende Diagnostik — 80
- **6.5** Klinische Therapie — 82
  - 6.5.1 Basismaßnahmen — 82
  - 6.5.2 Weiterführende Therapie: Fibrinolyse — 83
- **6.6** Stenosen der A. carotis — 87
  - 6.6.1 Einteilung — 87
  - 6.6.2 Therapie der ACI-Stenose — 90
  - 6.6.3 Klassifikation des akuten Hirninfarkts nach den TOAST-Kriterien — 91
- **6.7** Komplikationen — 92
- **6.8** Sekundärprophylaxe — 92
  - 6.8.1 Allgemein/Gerinnungshemmung — 92
  - 6.8.2 Rehabilitation — 94
- **6.9** Weitere Informationen — 95
  - 6.9.1 Primärprävention — 95
  - 6.9.2 Versorgungsgebiete und Segmenteinteilung der Hirnarterien — 96

## 7 Kardiale Emboliequellen 97

- **7.1** Management von Vorhofflimmern — 97
  - 7.1.1 Definition, Epidemiologie, Pathophysiologie, Ätiologie — 97
  - 7.1.2 Klinik — 98
  - 7.1.3 Diagnostik — 98
  - 7.1.4 Thromboembolie (TE)- und Blutungsrisiko — 100
    - 7.1.4.1 $CHA_2DS_2$-VASc-Score — 100
    - 7.1.4.2 HAS-BLED-Bleeding-Risk-Score — 101
  - 7.1.5 Therapie — 102
    - 7.1.5.1 Ziele der Therapie — 102
    - 7.1.5.2 Therapieansätze in Abhängigkeit von der Form des VHF — 102
    - 7.1.5.3 Akuttherapie — 103
    - 7.1.5.4 Antithrombotische Therapie bei nicht-valvulärem VHF — 103
    - 7.1.5.5 Antiarrhythmische Therapie — 105
    - 7.1.5.6 Therapie in speziellen Fällen — 110
- **7.2** Management Klappenvitien — 111
  - 7.2.1 Erworbene Vitien — 111
  - 7.2.2 Angeborene Vitien — 114
  - 7.2.3 Endokarditis — 114

# 8 Medikamente 115

## 8.1 Mechanismen der Pharmakotherapie 115
- 8.1.1 Gerinnungskaskade und Hemmmechanismen 115
- 8.1.2 Angriffspunkte der Thrombozytenaggregationshemmer 116

## 8.2 Arzneimittel, die auf die Gerinnung einwirken 117
- 8.2.1 Unfraktioniertes Heparin (UFH) 117
- 8.2.2 Heparinantidot 117
- 8.2.3 Niedermolekulare Heparine (NMH) 117
- 8.2.4 Indirekter Faktor-Xa-Inhibitor 119
- 8.2.5 Direkte Faktor-Xa-Inhibitoren 120
- 8.2.6 Direkte Thrombininhibitoren 121
- 8.2.7 Heparinoide 122
- 8.2.8 Cumarinderivate 122
- 8.2.9 Fibrinolytika 123
- 8.2.10 Protein C 124
- 8.2.11 Antifibrinolytika 124
- 8.2.12 Thrombozytenaggregationshemmer 124
- 8.2.13 Durchblutungsfördernde Mittel 127
- 8.2.14 Gerinnungsfaktoren 128
- 8.2.15 Thrombininhibitoren 129
- 8.2.16 Enzyminhibitoren 129

## 8.3 Weitere Medikamente 130
- 8.3.1 Sympathomimetika 130
- 8.3.2 Parasympatholytika 131
- 8.3.3 ACE-Hemmer 131
- 8.3.4 Angiotensin-II-Blocker (Sartane) 134
- 8.3.5 Betablocker 136
- 8.3.6 Kalziumantagonisten (Non-Dihydropyridine) 138
- 8.3.7 Kalziumantagonisten (Dihydropyridine) 139
- 8.3.8 Zentral angreifende Alpha-2-Rezeptoragonisten 140
- 8.3.9 Alphablocker 140
- 8.3.10 Direkte Vasodilatatoren 141
- 8.3.11 Aldosteronantagonisten 142
- 8.3.12 Nitrate 142
- 8.3.13 Klasse-Ia-Antiarrhythmika 143
- 8.3.14 Klasse-Ic-Antiarrhythmika 144
- 8.3.15 Klasse-III-Antiarrhythmika 144
- 8.3.16 Mehrkanalblocker 145
- 8.3.17 Digitalisglykoside 146
- 8.3.18 Vitamin K 146

# 9 Anhang 147
## 9.1 Quellenverzeichnis 147
## 9.2 Liste der Abkürzungen 150

# Index 153

# 1 Venenthrombose und Lungenembolie

## 1 Venenthrombose und Lungenembolie
(Prof. Dr. med. S. Haas)

### Definitionen/Fakten

#### Allgemein zur Thrombose

| | |
|---|---|
| **Definition** | Thrombose = intravitale, intravasale, lokalisierte Gerinnung von Blutbestandteilen |
| **Vorkommen** | Meist als tiefe Venenthrombose (TVT), seltener als art. Thrombose, ausgehend von arteriosklerotisch veränderten Gefäßwänden |
| **Komplikationen** | Thrombosen führen entweder zur lokalen Gefäßeinengung bis zum Gefäßverschluss oder nach Ablösung von der Gefäßwand zu einer Embolie. In den Arterien ist ein Verschluss die häufigste Folge einer Thrombose; in den Venen ist das postthrombotische Syndrom (PTS) die häufigste lokale Folge, die Lungenembolie (LE) die häufigste Form der venösen Embolisierung. |
| **Pathogenese** | • Virchow-Trias mit Endothelalteration, Blutstromveränderungen, veränderter Blutzusammensetzung<br>• Unterscheidung zwischen Abscheidungsthrombus: weißer Thrombus, am Endotheldefekt, fest haftend<br>• Gerinnungsthrombus: roter Thrombus, entsteht bei langsamer Strömung, große Emboliegefahr, weil nicht fest haftend |

#### Speziell zur Venenthrombose

| | |
|---|---|
| **Epidemiologie** | Durchschnittliches Risiko im Alter < 60 1 : 10.000/a, > 60 1 : 100/a. Pro Jahr ist ca. 1 von 1.000 Personen von einer TVT betroffen. |
| **Primärlokalisation (Häufigkeit)** | • V. femoralis >> Unterschenkelvenen > V. poplitea > V. iliaca<br>• Untere Extremität (Bein- und Beckenvenen) > obere Extremität (Arm- und Axillarvenen) |
| **Sonstiges** | • Dass TVT vermehrt am linken Bein auftreten (wegen der Abflussbehinderung an der Kreuzung li. Beckenvene, re. Beckenarterie) ist lediglich bei idiopathischen, nicht jedoch bei operierten Patienten zu beobachten.<br>• 20 % der Unterschenkelthrombosen führen ohne Behandlung zu einer aufsteigenden Oberschenkelvenenthrombose, zudem werden 20 % der Oberschenkel-TVT unbehandelt zu Beckenvenenthrombosen. |

# Diagnose einer tiefen Venenthrombose

## 1.1 Diagnose einer tiefen Venenthrombose

- Bestimmung der klinischen Wahrscheinlichkeit einer TVT aufgrund des folgenden Scores
- Vorgehen nach klinischem Algorithmus bei Verdacht auf TVT

### 1.1.1 Klinik und Wahrscheinlichkeit: Wells-Score Wells 2003, Snow 2007

| Klinik und Wahrscheinlichkeit | Score |
|---|---|
| Aktive Krebserkrankung (laufende Chemotherapie innerhalb der letzten 6 Monate, Palliativsituation) | + 1,0 |
| Lähmung oder kürzlich Immobilisation der Beine | + 1,0 |
| Bettruhe > 3 Tage; große Chirurgie ≤ 12 Wochen | + 1,0 |
| Schmerz/Verhärtung entlang der tiefen Venen | + 1,0 |
| Schwellung des gesamten Beins | + 1,0 |
| Unterschenkelschwellung > 3 cm gegenüber der Gegenseite, gemessen 10 cm unterhalb der Tuberositas tibiae | + 1,0 |
| Eindrückbares Ödem am symptomatischen Bein | + 1,0 |
| Kollateralvenen (keine Krampfadern) | + 1,0 |
| Frühere dokumentierte TVT | + 1,0 |
| Alternative Diagnose mindestens ebenso wahrscheinlich wie TVT | − 2,0 |
| **Score < 2:** keine hohe Wahrscheinlichkeit für TVT  **Score ≥ 2:** hohe Wahrscheinlichkeit für TVT | |

### 1.1.2 Unsichere Zeichen der tiefen Venenthrombose

- **Einseitiges Ödem:** relativ wahrscheinlich
- **Druckempfindlichkeit:** sehr unspezifisch, bei 75 %; tritt auch bei der Hälfte der Patienten auf, bei denen eine TVT ausgeschlossen wurde
- **Beinschmerzen** (bei 50 %), **positives Homans-Zeichen** (Schmerzen bei Dorsalflexion des Fußes): unspezifisches Zeichen
- **Klinische Symptomatik einer LE** als erstes Symptom (bei 10 %) einer TVT
- **Schmerzen** und **Druckempfindlichkeit** korrelieren nicht zwangsläufig mit Größe, Lokalisation und Ausdehnung der TVT
- **Wärme** und **Hautrötung** im Thrombosebereich sind möglich

# 1 Venenthrombose und Lungenembolie

### 1.1.3 Algorithmus bei Verdacht auf Venenthrombose
*modifiziert nach AWMF 065/002*

**Algorithmus bei Verdacht auf TVT***

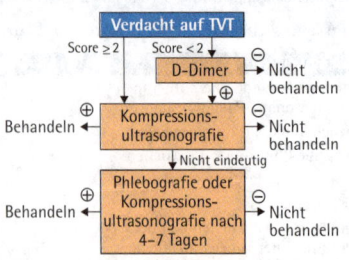

*Details zur Behandlung bei V.a. TVT: →S. 41

## 1.2 Diagnose einer Lungenembolie (LE)

- Bestimmung der klin. Wahrscheinlichkeit einer LE aufgrund des folgenden Scores
- Bestimmung der hämodynamischen Stabilität des Patienten (Blutdruck und Puls)
- Vorgehen nach diagnostischen Algorithmen bei Verdacht auf LE

### 1.2.1 Klinik und Wahrscheinlichkeit: Wells-Score *Wells 1998*

| Klinik und Wahrscheinlichkeit | Score |
|---|---|
| Klinische Zeichen einer tiefen Beinvenenthrombose | + 3,0 |
| Lungenembolie wahrscheinlicher als eine andere Diagnose | + 3,0 |
| Herzfrequenz > 100/min | + 1,5 |
| Immobilisation oder OP in den vergangenen 4 Wochen | + 1,5 |
| Frühere TVT oder LE | + 1,5 |
| Hämoptyse | + 1,0 |
| Krebserkrankung (aktiv oder in den vergangenen 6 Monaten) | + 1,0 |

**Score < 2:** keine hohe Wahrscheinlichkeit für LE; **Score 2–6:** mittlere Wahrscheinlichkeit für LE; **Score > 6:** hohe Wahrscheinlichkeit für LE

## Diagnose einer Lungenembolie (LE)

### 1.2.2 Klinische Charakteristik: Geneva-Score *ESC 2008*

| Klinische Charakteristik | Score |
|---|---|
| **Risikofaktoren** | |
| Alter > 65 | + 1 |
| Vorangegangene TVT oder LE | + 3 |
| Operation oder Knochenbruch in den vergangenen 4 Wochen | + 2 |
| Aktive Krebserkrankung | + 2 |
| **Symptome** | |
| Einseitig Schmerzen im Unterschenkel | + 3 |
| Hämoptyse | + 2 |
| **Klinische Zeichen** | |
| Herzfrequenz<br>• 75–94/min<br>• ≥ 95/min | <br>+ 3<br>+ 5 |
| Druck-/Berührungsschmerz in den tiefen Beinvenen, einseitiges Ödem | + 4 |
| **Score 0–3:** geringe klinische Wahrscheinlichkeit für LE;<br>**Score 4–10:** mittlere klinische Wahrscheinlichkeit für LE;<br>**Score 11:** hohe klinische Wahrscheinlichkeit für LE | |

### 1.2.3 Weitere Hinweise auf eine Lungenembolie *PIOPED 1990*

- 73 %   Dyspnoe
- 70 %   Tachypnoe
- 66 %   Brustschmerzen
- 51 %   Atemgeräusche
- 37 %   Husten
- 30 %   Tachykardie
- 24 %   4. Herzton

Alle Anzeichen sind unspezifisch, ihre Ursache sollte abgeklärt werden.

## 1.2.4 Diagnostische Algorithmen bei Verdacht auf Lungenembolie
*modifiziert nach AWMF 065/002*

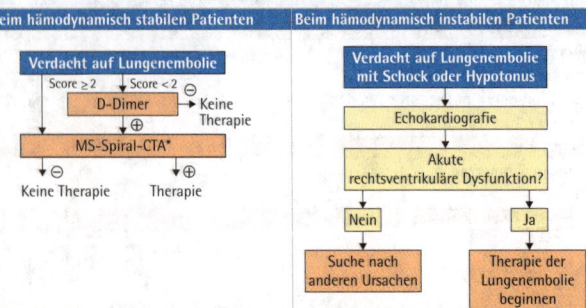

*MS-CTA = Mehrzeilen-Spiral-CT: erste Wahl, außer nicht verfügbar oder kontraindiziert; zum Einsatz anderer bildgebender Verfahren: siehe unten **Wenn Aktualität der rechtsventrikulären Dysfunktion fraglich oder wenn kein adäquater Echokardiografiebefund möglich, weitere bildgebende Diagnostik bei fortbestehendem Verdacht auf LE durchführen

## 1.2.5 Bildgebende Verfahren bei Verdacht auf Lungenembolie  AWMF 065/002

| Bildgebende Verfahren | |
|---|---|
| **MS-CTA** | Verfahren der ersten Wahl |
| **Ultraschalluntersuchung der Beinvenen** | Als erste Bildgebung möglich, wenn qualifizierte und zeitnahe Untersuchung gewährleistet; wenn positiv: keine weiteren Untersuchungen nötig; wenn negativ: MS-CTA oder ggf. Lungenszintigrafie |
| **Perfusionsszintigrafie der Lungen** | Alternative, wenn Röntgen-Thorax o. p. B. oder Kombination mit Ventilationsuntersuchung möglich; zusätzliche Diagnostik mittels MS-CTA nötig, wenn Befund der Perfusionsszintigrafie weder eindeutig positiv noch eindeutig negativ („intermediate probability", „non-diagnostic result") |
| **Pulmonalisangiografie** | Einsatz nur, wenn<br>• in MS-CTA kein eindeutiger Befund<br>• keine andere bildgebende Untersuchung möglich<br>• lokale Thrombus-beseitigende Maßnahmen geplant |

## 1.3 Risikofaktoren/-gruppen, Wahrscheinlichkeiten

- **Expositionelles Risiko:** operations-, verletzungs- und/oder immobilisationsbedingte Thromboserisiken
- **Dispositionelles Risiko:** angeborene und erworbene personenbezogene Risikofaktoren des Patienten
- **Individuelles Risiko:** expositionell und dispositionell (ergibt niedriges, mittleres oder hohes Thromboserisiko)

### 1.3.1 Dispositionelle Risikofaktoren nach relativer Bedeutung AWMF 003/001

| Risikofaktor | Relative Bedeutung |
|---|---|
| Frühere TVT/LE | Hoch |
| Thrombophile Hämostasedefekte** | Artspezifisch gering bis hoch |
| Maligne Erkrankung*** | Mittel bis hoch* |
| Höheres Lebensalter (über 60 Jahre, Risikozunahme mit dem Alter) | Mittel* |
| VTE bei Verwandten ersten Grades | Mittel |
| Chronische Herzinsuffizienz, Z. n. Herzinfarkt*** | Mittel* |
| Übergewicht (BMI > 30 kg/m²) | Mittel* |
| Akute Infektionen/entzündliche Erkrankungen mit Immobilisation*** | Mittel* |
| Ther. mit o. Blockade von Sexualhormonen (Kontrazeption, Postmenopause, Tumortherapie) | Substanzspezifisch gering bis hoch |
| Schwangerschaft und Postpartalperiode | Gering |
| Nephrotisches Syndrom | Gering |
| Stark ausgeprägte Varikosis | Gering |

Stetige Risikowirkungsbeziehungen für die mit * gekennzeichneten Assoziationen. **Beispiele: Antiphospholipid-Antikörper-Syndrom, Antithrombin-, Protein-C-/-S-Mangel, APC-Resistenz/Faktor-V-Leiden-Mutation, Faktor-II-Prothrombin-Mutation u. a. ***Diese dispositionellen RF können auch als expositionelle angesehen werden.

## 1 Venenthrombose und Lungenembolie

### 1.3.2 Expositionelle Risikofaktoren (Wahrscheinlichkeiten für hospitalisierte Patienten ohne Prophylaxe) Geerts 2008

| Patientengut | Prävalenz (in %) |
|---|---|
| Internistische Patienten | 10–20 |
| Allgemeinchirurgie | 15–40 |
| Große gynäkologische OP | 15–40 |
| Große urologische OP | 15–40 |
| Neurochirurgie | 15–40 |
| Schlaganfall | 20–50 |
| Hüft- oder Kniegelenkersatz | 40–60 |
| Nach starkem Trauma | 40–80 |
| Rückenmarkverletzung | 60–80 |
| Intensivpflichtige Patienten | 10–80 |

### 1.3.3 Abhängigkeit der VTE-/LE-Häufigkeit von der Risikogruppe AWMF 003/001

|  | Distale Beinvenenthrombose | Proximale Beinvenenthrombose | Tödliche Lungenembolie |
|---|---|---|---|
| **Niedriges VTE-Risiko** | < 10 % | < 1 % | < 0,1 % |
| **Mittleres VTE-Risiko** | 10–40 % | 1–10 % | 0,1–1 % |
| **Hohes VTE-Risiko** | 40–80 % | 10–30 % | > 1 % |

## 1.3.4 Beispielhafte Risikokategorien *AWMF 003/001*

| | Operative Medizin | Nichtoperative Medizin* |
|---|---|---|
| **Niedriges VTE-Risiko** | • Kleine operative Eingriffe<br>• Verletzung ohne/mit geringem Weichteilschaden** | • Infektion oder akut-entzündl. Erkrank. ohne Bettlägerigkeit<br>• ZVK/Portkatheter** |
| **Mittleres VTE-Risiko** | • Länger dauernde Operationen<br>• Gelenkübergreifende Immobilisation der unteren Extremität im Hartverband<br>• Arthroskopisch assistierte Gelenkchirurgie an der unteren Extremität** | • Akute HI (NYHA III/IV)<br>• Akut dekomp., schwere COPD ohne Beatmung<br>• Infektion oder akut-entzündliche Erkrankung mit strikter Bettlägerigkeit<br>• Stationär behandlungsbedürftige maligne Erkr.** |
| **Hohes VTE-Risiko** | • Größere Eingriffe in der Bauch- u. Beckenregion bei malignen Tumoren oder entzündlichen Erkr.<br>• Polytrauma, schwerere Verletzungen der WS, des Beckens und/oder der unteren Extremität<br>• Größere Eingriffe an WS, Becken, Hüft- oder Kniegelenk<br>• Größere operative Eingriffe in Körperhöhlen der Brustregion, des Bauchs und/oder der Beckenregion | • Schlaganfall mit Beinparese<br>• Akut dekompensierte schwere COPD mit Beatmung<br>• Sepsis<br>• Schwer erkrankte Patienten mit intensiv-medizinischer Behandlung |

*Studiendaten liegen nur für den stationären Versorgungsbereich vor. **Kein zusätzliches bzw. nur geringes dispositionelles Risiko, sonst Einstufung in eine höhere Risikokategorie.

# 1 Venenthrombose und Lungenembolie

## 1.4 Thromboembolie-Prophylaxe: allgemein

### 1.4.1 Grundsätzliches *AWMF 003/001*

- Kritische Indikationsstellung immobilisierender Maßnahmen, besonders des Sprung- und Kniegelenks und der Beckenregion
- Kurzer Immobilisationszeitraum, kurzes Intervall zwischen Trauma und OP

**Klinisches Vorgehen**

1. Einteilung in Risikogruppe
2. Umfang der Maßnahmen nach Risikogruppe
- Basismaßnahmen (Frühmobilisation, Bewegung, Anleitung zu Eigenübungen)
- Physikalische Maßnahmen (z. B. medizinische Thromboseprophylaxestrümpfe, intermittierende pneumatische Kompression)
- Medikamentöse Maßnahmen

| Niedriges Risiko | Mittleres Risiko | Hohes Risiko |
|---|---|---|
| 1. Basismaßnahmen<br>2. Evtl. med. Thromboseprophylaxestrümpfe | 1. Basismaßnahmen<br>2. Medikamentöse Prophylaxe<br>3. Evtl. physikalische Maßnahmen | |

### 1.4.2 Klinische Wahrscheinlichkeit, mögliche Prophylaxe und Risiko einer tiefen Venenthrombose *AWMF 003/001, ergänzt durch Fachinformationen*

| Risikogruppe | Beispiele | Mögliche Prophylaxe | Wahrscheinlichkeit einer TVT in % |
|---|---|---|---|
| **Niedriges Risiko** | • Kleinere Eingriffe, mobiler Patient<br>• Mobiler internistischer Patient | • Keine spezifische Prophylaxe<br>• Rasche Mobilisation | < 10 |
| **Mittleres Risiko** | • Die meisten allgemeinchirurgischen, offenen gynäkol., urologischen Eingriffe<br>• Bettlägerige internistische Patienten | • NMH<br>*oder*<br>• UFH niedrig dosiert<br>*oder*<br>• Fondaparinux (bei internist. Patienten) | 10–40 |

# Thromboembolie-Prophylaxe: allgemein

| Risikogruppe | Beispiele | Mögliche Prophylaxe | Wahrscheinlichkeit einer TVT in % |
|---|---|---|---|
| Hohes Risiko | • Hüft- oder Kniegelenkersatz, OP nach Oberschenkelfraktur<br>• Stärkeres Unfalltrauma, Rückenmarkverletzung | • NMH<br>*oder*<br>• Fondaparinux<br>*oder*<br>• Dabigatran/Rivaroxaban/Apixaban (nach elektivem Hüft-/Kniegelenkersatz) | 40–80 |
| Mittleres/hohes Risiko in Kombination mit hohem Blutungsrisiko | siehe oben | Physikalische Maßnahmen, evtl. zusätzlich Cavaschirm | 10–80 |

**Thromboseprophylaxe in Schwangerschaft/Wochenbett**

**Bei niedrigem Risiko**
1. Basismaßnahmen und physikalische Maßnahmen
2. Ausreichende Hydrierung

**Bei steigendem Risiko (z. B. Adipositas, Bettlägerigkeit, Präeklampsie, Infektion)**
1. Physikalische Maßnahmen
2. Medikamentöse Prophylaxe

### 1.4.3 Allgemeine Basismaßnahmen *AWMF 003/001*

- Frühmobilisation
- Bewegungsübungen unter Anleitung/Begleitung (aktiv/passiv wie Bettfahrrad/Sprunggelenkbewegungsschiene), Kreislauf- und Atemtherapie
- Eigenübungen wie Fußwippen (Muskelpumpe einsetzen, Patienten auffordern)
- Adäquate Hydrierung des Patienten

### 1.4.4 Physikalische Maßnahmen *AWMF 003/001*

- **Medizinische Thromboseprophylaxestrümpfe (MTPS)**: Kontraindikationen bei MTPS wie kritische periphere arterielle Durchblutungsstörungen, schwere Neuropathien, ausgeprägte periphere Ödeme und lokale Infekte, Nekrosen bzw. Verletzungen beachten
- **Intermittierende pneumatische Kompressionsmaßnahmen (IPK)**: Kontraindikationen bei dekompensierter Herzinsuffizienz, ausgedehnten Entzündungsreaktionen (Phlebitis, Erysipel), Traumen, Neuropathien und schwerem, nicht einstellbaren Hypertonus beachten
- **Vena-cava-Filter**: Bei Hochrisikopatienten vereinzelt und temporär, in der nichtoperativen Medizin ausnahmsweise auch dauerhaft, wenn eine medikamentöse Prophylaxe bei hohem VTE-Risiko nicht bzw. nicht in vollem Umfang möglich ist oder rezidivierende Lungenembolien auftreten; Nachteile einer Langzeitimplantation: Thrombosierung des Filters, Dislozierung
- Indikation je nach Fachgebiet und bei Kontraindikation gegen Antikoagulanzien, z. B. bei Patienten mit erhöhtem Blutungsrisiko

### 1.4.5 Medikamentöse Maßnahmen *nach derzeitigem Zulassungsstatus*

- Heparine (UFH + NMH)
- Faktor-Xa-Inhibitoren
  - Indirekt (Fondaparinux)
  - Direkt (Rivaroxaban, Apixaban)
- Thrombininhibitoren (Dabigatran-Etexilat, Hirudin, Argatroban)
- Weitere Antikoagulanzien (Danaparoid, Vitamin-K-Antagonisten)

#### Heparine

- **Unfraktioniertes Heparin** (UFH; HWZ ca. 2 h) potenziert die Antithrombinwirkung gegenüber Thrombin und Faktor Xa; „Low-Dose-Heparin" s.c.: 2–3 x 5000 bzw. 2 x 7500 IU/d) ohne Monitoring
- **Niedermolekulare Heparine** (NMH; HWZ ca. 4 h) wirken antithrombinvermittelt bevorzugt gegen Faktor Xa
  - Elimination überwiegend renal; Monitoring der Anti-Xa-Aktivität z. B. bei schwerer Niereninsuffizienz nötig
  - Präparatespezifisch und in der Schwangerschaft unterschiedlicher Zulassungsstatus und unterschiedliche pharmakologische und -kinetische Eigenschaften
  - Anwendung überwiegend pauschaliert, vereinzelt auch gewichtsadaptiert

## Thromboembolie-Prophylaxe: allgemein

**Faktor-Xa-Hemmer**

- Indirekter Faktor-Xa-Inhibitor Fondaparinux (HWZ ca. 17 h): antithrombinvermittelte spezifische Faktor-Xa-Hemmung (Dosierung 1 x 2,5 mg/d s.c.). Elimination fast ausschließlich renal; Prophylaxe frühestens 6 h postop. beginnen
- Direkte Faktor-Xa-Inhibitoren Rivaroxaban (HWZ ca. 9–13 h) und Apixaban (HWZ ca. 12 h): selektive Faktor-Xa-Hemmung; zur Prophylaxe bei elektivem Knie- oder Hüftgelenkersatz, Prophylaxebeginn postop. 6–10 h postop. (Rivaroxaban) bzw. 12–24 h (Apixaban)

**Thrombinhemmer**

- Hirudin (Desirudin-HWZ ca. 2–3 h) und Argatroban (HWZ ca. 50 min) hemmen Thrombin direkt (ohne Vermittlung durch Antithrombin); Kontrolle mit PTT
- Elimination von Argatroban überwiegend hepatisch, von Hirudin renal (Organfunktion beachten); bei Hirudin Antikörperbildung mit allergischer Reaktion unter Reexposition möglich
- Dabigatran (HWZ ca. 13 h) zur Prophylaxe bei elektivem Knie- oder Hüftgelenkersatz; Prophylaxebeginn mit halber Tagesdosis 1–4 h postop.

**Vitamin-K-Antagonisten**

- Warfarin (HWZ ca. 24 h) und Phenprocoumon (HWZ ca. 120 h) hemmen unterschiedlich ausgeprägt die Synthese der Vitamin-K-abhängigen Gerinnungsfaktoren (II, VII, IX und X): INR ⇑
- Einsatz nur im Einzelfall, insbesondere zur Langzeitprophylaxe; Ziel-INR: 2–3

**Danaparoid**

- Danaparoid (HWZ ca. 24 h) hemmt antithrombinvermittelt Faktor Xa
- Elimination fast ausschließlich renal; Monitoring der Anti-Xa-Aktivität z. B. bei schwerer Niereninsuffizienz und in der Schwangerschaft nötig
- Gabe v. a. bei HIT II

## 1 Venenthrombose und Lungenembolie

### 1.4.6 Nebenwirkungen und Anwendungseinschränkungen der medikamentösen Prophylaxe *AWMF 003/001, ergänzt durch Fachinformationen*

#### Blutungskomplikationen

- Bei Antikoagulanzien Blutungsrisiko bedenken
- Bei NMH, Danaparoid, Fondaparinux, Dabigatran, Rivaroxaban, Apixaban und Hirudin Nierenfunktion berücksichtigen, ggf. die Dosis reduzieren
- Bei Blutung lokale Maßnahmen zur Blutstillung, Dosisreduktion/-stopp, Antagonisierung mit Protamin (UFH/NMH), Vitamin K oder PPSB (Vit.-K-Antagonisten)
- Bei Rivaroxaban, Apixaban und Dabigatran ggf. Substitution mit PPSB, evtl. auch aktiviertes PPSB (FEIBA®: Faktor-VIII-Inhibitor-Bypassing-Aktivität) oder rekombinanter Faktor VII rFVIIa (Novo Seven®)
- Dabigatran kann dialysiert werden

#### Heparininduzierte Thrombozytopenie (HIT II)  *Warkentin 2008*

- **Kontrolluntersuchungen**
  - Bei Verwendung von UFH regelmäßige Kontrolle der Thrombozytenzahl zwischen dem 5. und 14. Tag
  - Unter Fondaparinux ist die Gefahr einer HIT äußerst gering; routinemäßige Thrombozytenkontrollen sind daher nicht erforderlich

- **Therapie bei Verdacht auf HIT II**
  - Sofort Heparin absetzen und anderes Antikoagulans einsetzen, z. B. Argatroban, Danaparoid
  - Bedenken, dass auch Medikamente, z. B. PPSB und Antithrombin bzw. Katheterspülungen, geringe Mengen Heparin enthalten können
  - In der Akutphase keine Thrombozytenkonzentrate geben
  - Erst bei normalisierter Thrombozytenzahl überlappend Therapie mit Vitamin-K-Antagonist beginnen
  - Mit Kompressionssonografie TVT ausschließen

Bestätigt sich der Verdacht, Patienten informieren und mit Ausweis versehen.

- **Weitere Informationen**  *AWMF 003/001, Warkentin 2008*

Thrombozytenabfall beginnt meist zwischen Tag 5 und 10 nach Beginn der Heparinanwendung, bei 25–30 % beginnt er abrupt direkt nach dem Beginn; in seltenen Fällen kann die Thrombozytenzahl abfallen, nachdem die Heparingabe bereits für einige Tage beendet ist.

# Thromboembolie-Prophylaxe: allgemein

- **Diagnostik**
  - Bedenken, dass der Thrombozytenzahlabfall plötzlich auftritt und sich nicht mit starren Zeitvorgaben erfassen lässt; das klinische Erscheinungsbild ist auch ohne gravierenden Thrombozytenzahlabfall möglich
  - Bei Verdacht HIT-Antikörper bestimmen, Blutbild
  - Ein plötzlicher Thrombozytenabfall um mindestens 50 % im Vergleich zum höchsten Wert (sehr niedrige Thrombos < 20000/µl untypisch für HIT II), ohne dass z. B. ein großer Blutverlust, eine Chemotherapie, eine Sepsis oder ein HELLP-Syndrom vorliegt
  - Eine neu aufgetretene venöse oder arterielle Thrombose unter Heparinisierung mit und ohne Thrombozytenabfall um 50 %
  - Hautnekrosen oder -entzündungen an der subkutanen Injektionsstelle auch ohne Thrombozytenabfall um 50 %
  - Akute anaphylaktische Reaktion nach einem i.v.-Heparinbolus

## Osteoporose

Bei Langzeitanwendung (> 4–6 Monate) von UFH in Dosierungen von 15000–30000 IU/d daran denken, seltener unter NMH.

### 1.4.7 Beginn und Dauer der medikamentösen Prophylaxe
*AWMF 003/001, ergänzt durch Fachinformationen*

**Beginn**

- Zeitnah zur risikoverursachenden Situation, evtl. generell postop. bei z. B. Einnahme von Thrombozytenfunktionshemmern (perioperatives Blutungsrisiko ⇑), Eingriffen am ZNS
- Bei bestimmten OPs Gabe von z. B. Fondaparinux, Rivaroxaban, Apixaban, Dabigatran (immer erst postop. gemäß Fachinformationen)

**Dauer**

- Orientiert sich individuell am Fortbestehen relevanter Risikofaktoren (siehe einzelne Fachbereiche)
- Weiterbehandelnden Arzt bei Notwendigkeit der Fortführung informieren und bei Fortführung einer Heparinmedikation letzte Thrombozytenzahl mitteilen (Erkennung von HIT II)

## Medikamentöse Prophylaxe und rückenmarknahe Anästhesie

Bei Applikation einer medikamentösen Prophylaxe sichern zeitlichen Abstand zur Regionalanästhesieeinleitung und Katheterentfernung einhalten

### Zeitintervalle zwischen rückenmarknaher Punktion/Katheterentfernung und medikamentöser VTE-Prophylaxe* *Gogarten 2010*

| Medikament | Letzte Medikamentengabe vor Punktion/Kathetermanipulation/-entfernung** | Nächste Medikamentengabe nach Punktion/Kathetermanipulation/-entfernung** |
|---|---|---|
| UFH (Prophylaxe) | 4–6 h | 1 h |
| UFH (Therapie) | i. v. 4–6 h, s. c. 8–12 h | 1 h i. v. und s. c. |
| NMH (Prophylaxe) | 12 h | 4 h |
| NMH (Therapie) | 24 h | 4 h |
| Danaparoid | Möglichst keine rückenmarknahe Anästhesie oder „Single-Shot"-Verfahren | |
| Fondaparinux | 36–42 h | 6–12 h |
| Rivaroxaban | 22–26 h | 4–6 h |
| Apixaban | 26–30 h | 4–6 h |
| Dabigatran | KI gemäß Angaben des Herstellers | 6 h |
| Hirudine | 8–10 h | 2–4 h |
| Argatroban*** | 4 h | 2 h |
| Acetylsalicylsäure, NSAR | Kein Zeitintervall | Kein Zeitintervall |
| Clopidogrel | 7 Tage | Nach Katheterentfernung |
| Ticlopidin | 10 Tage | Nach Katheterentfernung |
| Prasugrel | 7–10 Tage | 6 h nach Katheterentfernung |
| Ticagrelor | 5 Tage | 6 h nach Katheterentfernung |
| Vit.-K-Antagonisten | INR ≤ 1,4 | Nach Katheterentfernung |

*In dieser Tabelle sind neben den Medikamenten zur Thromboseprophylaxe ergänzend auch weitere Medikamente aufgeführt, die die Gerinnung beeinträchtigen. **Alle Zeitangaben beziehen sich auf eine normale Nierenfunktion. ***Verlängertes Zeitintervall bei Leberinsuffizienz.

# 1.5 Spezielle Prophylaxe-Empfehlungen

### 1.5.1 Eingriffe im Kopf- und Halsbereich AWMF 003/001

Medikamentöse Prophylaxe im Regelfall nach Eingriffen an Gesichtsschädel und Hals nicht nötig; nur bei zusätzlichen Risiken (z. B. ausgedehnte und/oder onkologische Eingriffe)

### 1.5.2 Neurochirurgische Eingriffe AWMF 003/001

- Physikalische Prophylaxe bei Eingriffen am oder Verletzungen des ZNS
- Medikamentöse Prophylaxe scheint einen zusätzlichen Nutzen zu haben; Risikozunahme einer postoperativen Blutung bedenken; medikamentöse Prophylaxe erst postop. beginnen; Nutzen/Risiko abwägen

### 1.5.3 Herz-, thorax- und gefäßchirurgische Eingriffe AWMF 003/001

**Herz- und thoraxchirurgische Eingriffe**

- Medikamentöse Prophylaxe mit NMH bei mittleren und großen thoraxchirurgischen Eingriffen
- Medikamentöse Prophylaxe mit UFH oder NMH bei mittleren und großen kardiochirurgischen Eingriffen ohne therapeutische Antikoagulation
- Medikamentöse Prophylaxe mit UFH (wegen der besseren Antagonisierbarkeit) in der frühen postoperativen Phase nach Eingriffen mit Herz-Lungen-Maschine und/oder erhöhtem Blutungsrisiko
- Bei medikamentöser Prophylaxe mit UFH regelmäßige Kontrolle der Thrombozytenzahlen

**Gefäßchirurgische Eingriffe**

- Anwendung von Basismaßnahmen bei jedem Patienten.
- Physikalische Prophylaxe, sofern eine arterielle Durchblutungsstörung der unteren Extremitäten oder der operative Eingriff dies nicht verbietet. KI für Kompressionsverbände oder MTPS sind dopplersonografisch ermittelte Knöcheldrucke unter 70 mmHg.
- Bei Eingriffen an Aortoiliakal- und Nierengefäßen gelten im Grundsatz die gleichen Empfehlungen wie für andere operative Eingriffe im Bauch- und Beckenbereich (→S. 24).
- Medikamentöse Prophylaxe mit UFH oder NMH bei Eingriffen an den Arterien der unteren Extremität, wenn postoperativ keine chirurgisch indizierte, therapeutische Antikoagulation beginnt. Die weiterführende medikamentöse Behandlung richtet sich nach Art und Prognose der Intervention und ist unabhängig von der perioperativen Prophylaxe.

- Gabe von Thrombozytenaggregationshemmern nicht zur Prophylaxe, sondern aufgrund der arteriellen Erkrankungen und Indikationen.
- Keine medikamentöse Prophylaxe bei Eingriffen am oberflächlichen Venensystem (Varizenchirurgie) ohne zusätzliche dispositionelle Risikofaktoren; Basismaßnahmen und physikalische Maßnahmen (postoperative Kompressionstherapie) reichen aus. Medikamentöse Prophylaxe mit NMH beim Vorliegen zusätzlicher Risikofaktoren (z. B. TVT oder LE in der Vorgeschichte, längere Operationsdauer und Immobilisation).

### 1.5.4 Eingriffe im Bauch- oder Beckenbereich *AWMF 003/001*

- Vergleichbares expositionelles Risiko von viszeralen, gefäßchirurgischen, gynäkologischen und urologischen Eingriffen im Bauch- und Beckenbereich
  ⇒ Empfehlungen gelten für alle Eingriffe im Bauch- und Beckenbereich, auch für laparoskopische Eingriffe und Operationen mit minimalinvasivem Zugang („minimal access surgery")
- **Niedriges expositionelles Risiko**
  - Ohne oder geringes dispositionelles Risiko: keine medikamentöse Prophylaxe
  - Zusätzliche dispositionelle Risikofaktoren: medikamentöse Prophylaxe mit UFH oder NMH
- **Mittleres Risiko** (mittlere Eingriffe oder kleinere Eingriffe mit zusätzlichen dispositionellen Risikofaktoren): medikamentöse Prophylaxe mit Heparinen; ggf. zusätzlich MTPS
- **Hohes Risiko** (große Eingriffe oder mittlere Eingriffe mit zusätzlichen dispositionellen Risikofaktoren): MTPS und medikamentöse Prophylaxe mit NMH, alternativ Fondaparinux
- Medikamentöse Prophylaxe über insgesamt 5–7 Tage postop., bei fortdauerndem Risiko Prophylaxe verlängern, bei onkologischen Eingriffen über 4–5 Wochen

### 1.5.5 Operationen und Verletzungen der oberen Extremität *AWMF 003/001*

- In der Regel keine über die Basismaßnahmen hinausgehende Prophylaxe nach Operationen an der oberen Extremität
- Medikamentöse Prophylaxe bei Implantation von Schultergelenkprothesen bei Trauma, Karzinomerkrankungen, älteren Patienten oder anderen Risikofaktoren

## Spezielle Prophylaxe-Empfehlungen

### 1.5.6 Operationen und Verletzungen der unteren Extremität
*AWMF 003/001, ergänzt durch Fachinformationen*

#### Hüftgelenkendoprothetik und hüftgelenknahe Frakturen und Osteotomien, Beckenfrakturen

- Medikamentöse Prophylaxe zusätzlich zu Basismaßnahmen bei großen orthopädischen oder unfallchirurgischen Eingriffen an der Hüfte mit NMH oder Fondaparinux; ggf. auch MTPS
- Fondaparinux-Gabe bei früher aufgetretener Heparinunverträglichkeit
- Intermittierende pneumatische Kompression (Fuß, Wade, Oberschenkel) bei KI gegen eine medikamentöse Prophylaxe
- Bei Elektivoperationen Gabe von NMH am Vorabend der OP
- Alternativ Dabigatran, Rivaroxaban, Apixaban (nach elektivem Hüftgelenkersatz)
- Bei Frakturen und verlängertem Intervall bis zur OP (> 1 Nacht) Gabe von NMH präop.
- Erstgabe von Fondaparinux frühestens 6 h postop., Anpassung Dosis bei NI
- Keine generelle Empfehlung zur Prophylaxe bei Frakturen, die konservativ frühfunktionell behandelt werden, bei Immobilisation jedoch med. Prophylaxe
- Medikamentöse Prophylaxe über insgesamt 28–35 Tage postop.
- Gleiche Empfehlungen für Frakturen des Azetabulums oder des Beckenrings wie für hüftgelenknahe Frakturen

#### Kniegelenkendoprothetik und kniegelenknahe Frakturen und Osteotomien

- Medikamentöse Prophylaxe zusätzlich zu Basismaßnahmen bei großen orthopädischen oder unfallchirurgischen Eingriffen am Kniegelenk mit NMH oder Fondaparinux; ggf. auch MTPS
- Fondaparinux-Gabe bei früher aufgetretener Heparinunverträglichkeit
- Intermittierende pneumatische Kompression (Fuß, Wade, Oberschenkel) bei KI gegen eine medikamentöse Prophylaxe
- Bei Elektivoperationen Gabe von NMH präop. mit ausreichendem zeitlichen Abstand zur Operation
- Alternativ Dabigatran, Rivaroxaban, Apixaban (nach elektivem Kniegelenkersatz)
- Keine generelle Empfehlung zur Prophylaxe bei Frakturen, die konservativ frühfunktionell behandelt werden; bei Immobilisation jedoch med. Prophylaxe
- Medikamentöse Prophylaxe über insgesamt (mindestens) 11–14 Tage postop.

# 1 Venenthrombose und Lungenembolie

## Immobilisation an der unteren Extremität und Eingriffe an Sprunggelenk oder Fuß

- Medikamentöse Prophylaxe zusätzlich zu Basismaßnahmen bei operativ versorgten Verletzungen der Knochen und/oder fixierenden Verbänden an der unteren Extremität mit NMH; ggf. auch MTPS
- Fondaparinux-Gabe bei früher aufgetretener Heparinunverträglichkeit
- Intermittierende pneumatische Kompression (Fuß, Wade, Oberschenkel) bei KI gegen eine medikamentöse Prophylaxe
- Bei Elektivoperationen Gabe von NMH am Vorabend der OP
- Bei Frakturen und verlängertem Intervall bis zur OP (> 1 Nacht) Gabe von NMH präop.
- Medikamentöse Prophylaxe bis zur Entfernung des fixierenden Verbands bzw. bis zum Erreichen einer Teilbelastung von 20 kg und einer Beweglichkeit von 20° im oberen Sprunggelenk durchführen

## Arthroskopische Eingriffe an der unteren Extremität

- Frühmobilisation sowie allgemeine Maßnahmen nach diagnostischer Arthroskopie; medikamentöse Prophylaxe nur bei Immobilisation, Entlastung oder zusätzlichen RF
- Medikamentöse Prophylaxe mit NMH oder Fondaparinux nach länger dauernder arthroskopisch assistierter Gelenkchirurgie an Knie-, Hüft- oder Sprunggelenk bis zum Erreichen der normalen Beweglichkeit mit einer Belastung von mindestens 20 kg, mindestens aber für 7 Tage
- Gabe von Fondaparinux bei früher aufgetretener Heparinunverträglichkeit
- Bei Elektivoperationen Gabe von NMH präop. mit ausreichendem zeitlichen Abstand zur Operation

### 1.5.7 Operationen und Verletzungen an der Wirbelsäule, Polytrauma, Verbrennungen AWMF 003/001

## Elektive Eingriffe an der Wirbelsäule

- Keine dezidierten Empfehlungen möglich
- Symptomatische thromboembolische Komplikationen wohl selten, Prävalenz asymptomatischer Ereignisse deutlich höher, dabei scheint LWS-Eingriff Risikofaktor zu sein
- Physikalische oder medikamentöse Prophylaxe Einzelfallentscheidung je nach Risikofaktoren

## Spezielle Prophylaxe-Empfehlungen 27

### Wirbelsäulenverletzungen

- Medikamentöse Prophylaxe mit NMH, zusätzlich ggf. physikalische Maßnahmen
- Besonders bei Schädigung des Rückenmarks Medikamentengabe abwägen, bei inkompletter oder progredienter Rückenmarkläsion und nachgewiesenem intraspinalen Hämatom Blutungsrisiko bedenken

### Polytrauma

- Medikamentöse Prophylaxe mit NMH bei multiplen Verletzungen für die Dauer der intensivmedizinischen Behandlung, sobald keine akute Blutung oder kein akutes Blutungsrisiko mehr besteht; Cave in initialer Intensivbehandlung (Blutung, disseminierte intravasale Koagulopathie/Verbrauchskoagulopathie, bei Schädel-Hirn-Trauma, bei inkompletter oder progredienter Rückenmarkläsion und nachgewiesenem intraspinalem Hämatom, bei nichtoperativ behandelten Milz- oder Leberverletzungen (individuell abwägen); Sicherheitsabstand zwischen Trauma und medikamentöser Prophylaxe von 24 h
- Bei Blutungsneigung, Niereninsuffizienz oder unsicherer Resorption alternativ Gabe von Low-Dose-UFH i.v.
- Intermittierende pneumatische Kompression bei KI für med. Prophylaxe
- Vena-cava-Filter in Einzelfällen erwägen (nur bei KI für med. und physikal. Prophylaxe)
- Thromboembolieprophylaxe nach intensivmedizinischer Behandlung je nach Risikofaktoren/Erkrankungsbild und Grad der Immobilisierung

### Verbrennungen

Patienten mit Verbrennungen erhalten eine dem Krankheitsverlauf angepasste medikamentöse Prophylaxe, wenn das Ausmaß der Verbrennungen zu einer Immobilisation führt oder zusätzliche Risikofaktoren vorliegen.

### 1.5.8 Innere Medizin/Neurologie *AWMF 003/001*

#### Akute internistische Erkrankungen

- Med. Prophylaxe bei stationären Patienten mit akuten internistischen Erkrankungen und Bettlägerigkeit vorzugsweise mit NMH in Hochrisikoprophylaxe-Dosierung oder Fondaparinux; in der Regel für 6–14 Tage (Verlängerung individuell gegen erhöhtes Blutungsrisiko abwägen), Nierenfunktion beachten
- MTPS bei KI gegen medikamentöse Prophylaxe scheinen unwirksam. *CLOTS 2009*

### Maligne Erkrankungen (nichtoperative Behandlung)

- Med. Prophylaxe bei stationären Patienten mit Tumorerkrankungen vorzugsweise mit NMH oder Fondaparinux für den gesamten Krankenhausaufenthalt
- MTPS bei Kontraindikationen gegen medikamentöse Prophylaxe
- Medikamentöse und nichtmedikamentöse Prophylaxe bei ambulanten Tumorpatienten und/oder fortgeschrittenem Tumorleiden Einzelfallentscheidung

#### 1.5.9 Schlaganfall *AWMF 003/001*

- Med. Prophylaxe bei akutem ischämischem Schlaganfall und paretischem Bein vorzugsweise mit NMH, sonst mit UFH in Hochrisikoprophylaxe-Dosierung
- Dauer der medikamentösen Prophylaxe in Abhängigkeit von der Geschwindigkeit der Mobilisierung 6–14 Tage
- Medikamentöse Prophylaxe bei akutem hämorrhagischem Schlaganfall und Parese im Bein, sobald kein akutes Blutungsrisiko mehr besteht
- MTPS nur bei KI gegen medikamentöse Prophylaxe unter strenger Beachtung aller KI (z. B. pAVK)

#### 1.5.10 Intensivmedizin *AWMF 003/001*

- Patienten mit intensivmedizinischer Behandlung sind fast ausnahmslos Hochrisikopatienten und erhalten eine medikamentöse Prophylaxe mit UFH oder NMH s.c. (Grunderkrankung berücksichtigen); bei Blutungsneigung, Niereninsuffizienz oder unsicherer Resorption alternativ Low-Dose-UFH i.v.
- Bei KI gegen med. Prophylaxe Einsatz von MTPS

#### 1.5.11 Geburtshilfe und Gynäkologie *AWMF 003/001*

- Das Risiko für venöse thromboembolische Ereignisse ist in allen Trimestern einer Schwangerschaft gleich und im Vergleich zur Normalbevölkerung um das 5- bis 15-Fache erhöht; besonders in der ersten postnatalen Woche ist das Thromboserisiko erhöht (0,2 %). Entbindung per Kaiserschnitt erhöht das Risiko um den Faktor 5.
- Keine med. Prophylaxe vor und nach einer natürlichen Geburt oder einer Entbindung per Kaiserschnitt, wenn keine zusätzlichen Risikofaktoren vorliegen.
- Liegen Risikofaktoren vor, frühestmöglicher Beginn von nichtmedikamentöser und/oder medikamentöser Prophylaxe mit NMH für die Dauer des erhöhten Risikos bzw. bis 6 Wochen postpartal.

## Spezielle Prophylaxe-Empfehlungen 29

### Risikofaktoren für VTE in Schwangerschaft und Wochenbett *RCOG 2004*

| Präexistente Risikofaktoren (RF) | Neu auftretende/transiente RF** |
|---|---|
| Alter > 35 Jahre | Hyperemesis |
| Multiparität (> 4 Geburten) | Dehydratation |
| Paraplegie | Ovarielles Überstimulationssyndrom |
| Sichelzellanämie | Immobilität (> 4 Tage) vor/nach Geburt*,** |
| Chronisch-entzündliche Erkrankungen | Präklampsie |
| Angeborene maternale Herzfehler | Großer Blutverlust |
| Z. n. Herzklappenersatz | Protrahierte Geburtsverläufe |
| Myeloproliferative Erkrankungen | • Vaginal-operative Entbindungen<br>• OPs in Schwangerschaft oder Wochenbett<br>• Trauma<br>• Myometritis<br>• Systemischer Lupus erythematodes<br>• Kaiserschnittentbindung, v. a. Notsektio |

\* Potenziell reversible oder erst später in der Schwangerschaft auftretende RF, die eine individuelle Anpassung der Prophylaxe erfordern. \*\*Für das Wochenbett spezifische RF.

### Beispielhafte Risikogruppen in der Schwangerschaft *AWMF 003/001*

| | Risikokonstellation in Schwangerschaft | Therapie |
|---|---|---|
| **Niedriges VTE-Risiko** | • Familiäre Thromboseanamnese*<br>• Thromboph. Faktoren ohne eigene oder familiäre Thromboseanamnese* | Basismaßnahmen + physikalische Maßnahmen |
| **Mittleres VTE-Risiko** | • Thrombose in EA ohne hereditäres thrombophiles Risiko*<br>• Wdh. Spontanaborte oder schwere Präklampsie/HELLP-Syndrom u. Thrombophilie (angeb., erworben) ohne Thrombose in EA*<br>• Faktor-V-Leiden-Mutation in EA*<br>• Niedriges Risiko u. zusätzl. RF (Adipositas, Präklampsie, Infektion, Bettlägerigkeit) | Basismaßnahmen + physikalische Maßnahmen + medikamentöse Prophylaxe<br><br>Bei Gabe von NMH oder UFH zusätzlich Gabe von Kalzium und Vitamin D |
| **Hohes VTE-Risiko** | • Wdh. Thrombose in Eigenanamnese*<br>• Homozygote Faktor-V-Leiden-Mutation oder kombinierte thrombophile Faktoren und Thrombose in EA* | |

\* Risikokategorien für Thrombophilien bei Schwangeren *Heilmann 2001*; EA = Eigenanamnese.

# 1 Venenthrombose und Lungenembolie

**Antikoagulation während und nach der Geburt**

- Medikamentöse Prophylaxe für den Zeitraum der Geburt/elektiven Sektio 12 h vorher aussetzen, physikalische Maßnahmen weiterführen
- Rückenmarknahe Regionalanästhesie ist trotz Antikoagulation möglich (→ S. 22)
- Mittel der Wahl zur kurzfristigen (3–5 Tage) postpartalen Prophylaxe ist NMH; Einsatz bei Patientinnen,
  - die bereits antepartal eine Prophylaxe erhielten,
  - die eine Kombination von mehr als 2 Niedrigrisikofaktoren aufweisen und/oder per Kaiserschnitt entbunden wurden oder zusätzliche Risikofaktoren aufweisen,
  - mit Hochrisikofaktoren unabhängig vom Geburtsmodus für 6 Wochen postpartal.
- Beginn postpartal: 4–6 h nach vaginaler und 6–12 h nach operativer Entbindung
- Bei Patientinnen mit niedrigem Risiko mit Zusatzrisiko Adipositas, Immobilität, Infektion alternativ nur MTPS möglich
- NOAKs sind aufgrund ihrer Plazentagängigkeit zum Einsatz bei Schwangeren nicht geeignet

**Gynäkologische Eingriffe**

- Für operative gynäkologische Eingriffe gelten die gleichen Empfehlungen wie für andere operative Eingriffe im Bauch- und Beckenbereich.
- Patientinnen mit großen gynäkologischen operativen Eingriffen erhalten unabhängig von der Eingriffsart eine medikamentöse Prophylaxe neben Basismaßnahmen und physikalischen Maßnahmen.
- Med. Prophylaxe bei operativen laparoskopischen Eingriffen oder diagnostischen laparoskopischen Eingriffen und dispositionellen Risikofaktoren.
- Beginn der med. Prophylaxe mit NMH bei elektiven Eingriffen am Vorabend.
- Fortführung der medikamentösen Prophylaxe postop./poststationär, wenn Risikofaktoren fortbestehen (individuell festzulegen).

**Hormonelle Kontrazeption und postmenopausale Hormontherapie**

Vor einer Operation werden Kontrazeptiva oder Hormontherapie nicht unterbrochen, bei größeren operativen Eingriffen wird eine medikamentöse und physikalische Prophylaxe empfohlen.

### 1.5.12 Pädiatrie und Neonatologie AWMF 003/001

- Keine ausreichenden Daten vorhanden.
- Eine VTE-Prophylaxe ist bei Kindern nur in Ausnahmefällen (z. B. angeborene und erworbene kardiale Erkrankungen, parenterale Langzeiternährung, onkologische Erkrankungen) erforderlich.
- Kinder und Jugendliche mit früherer Thrombose erhalten in Risikosituationen eine medikamentöse Prophylaxe.

# Spezielle Prophylaxe-Empfehlungen 31

- Bei kleineren Eingriffen (z. B. Herniotomie, Zirkumzision, Orchidopexie) ist keine medikamentöse Prophylaxe nötig, bei Appendektomie nur in Ausnahmefällen (z. B. bei positiver Anamnese, Adipositas, perforierter Appendix).
- Bei Jugendlichen mit beginnenden Pubertätszeichen (ab Tanner II) werden expositionelle und dispositionelle Risikofaktoren wie bei Erwachsenen bewertet.
- Bei Kindern und Jugendlichen mit Hormontherapie (z. B. Hochwuchstherapie) werden expositionelle/dispositionelle Risikofaktoren wie bei Erwachsenen bewertet.
- Die medikamentöse Prophylaxe bei Kindern erfolgt mit Heparinen (UFH oder NMH).

## 1.5.13 Urologie AWMF 003/001

- Für operative Eingriffe gelten die gleichen Empfehlungen wie für andere operative Eingriffe im Bauch- und Beckenbereich
- Bei Patienten mit niedrigem eingriffsbedingtem Risiko (einschließlich transurethralen Eingriffen) und fehlendem oder geringem dispositionellem Risiko keine medikamentöse Prophylaxe
- Bei dispositionellen Risikofaktoren medikamentöse Prophylaxe mit UFH oder NMH
- Bei mittlerem VTE-Risiko (mittlere Eingriffe oder kleinere Eingriffe mit zusätzlichen dispositionellen Risikofaktoren) medikamentöse Prophylaxe mit Heparinen; zusätzlich physikalische Prophylaxe mit MTPS möglich
- Bei hohem VTE-Risiko (große Eingriffe oder mittlere Eingriffe mit zusätzlichen dispositionellen Risikofaktoren) MTPS und medikamentöse VTE-Prophylaxe mit NMH
- Bei Lebendspender-Nephrektomie zur Nierentransplantation medikamentöse Prophylaxe mit Heparinen

## 1.5.14 Prophylaxe in der ambulanten Medizin AWMF 003/001

- Gleiche Kriterien wie für die stationäre Prophylaxe
- Bei Entlassung über Fortsetzung der Prophylaxe entscheiden, Zeitdauer orientiert sich am Fortbestehen relevanter Risikofaktoren für venöse Thromboembolien
- Standardprophylaxedauer nach operativen Eingriffen bzw. für schon in der Behandlung abgeschlossene Erkrankungen: 7–10 Tage; bei deutlicher Risikoerhöhung medikamentöse Prophylaxe fortführen:
  - Orthopädische/unfallchirurgische Eingriffe am Hüftgelenk (28–35 Tage postop.)
  - Orthopädische/unfallchirurgische Eingriffe am Kniegelenk (11–14 Tage postop.)
  - Tumorbedingte Operationen im Bauch- oder Beckenbereich (28–35 Tage postop.)
- Immobilität durch akute Erkrankung ohne stationäre Aufnahme, z. B. Ruhigstellung der unteren Extremität im Gipsverband: individuelle Risikoabschätzung

- Immobilität ohne akute Erkrankung ist keine Indikation für eine über allgemeine Basismaßnahmen (Bewegungsübungen, adäquate Hydrierung) hinausgehende Thromboembolieprophylaxe; weitere Maßnahmen nur bei akuter Erkrankung, z. B. Harnwegsinfekt, Pneumonie, fieberhafter Erkrankung, pulmonaler oder kardialer Dekompensation
- Langstreckenreisen per se keine Indikation; allgemeine Basismaßnahmen (ausreichende Flüssigkeitszufuhr, einfache Übungen zur Aktivierung der „Muskelpumpe" wie Fußwippen, Vermeidung von Alkoholkonsum und zu enger Kleidung während der Reise) sind ausreichend; bei Vorliegen zusätzlicher, dispositioneller Risikofaktoren kann eine der Risikoeinschätzung entsprechende VTE-Prophylaxe erfolgen, meist wadenlange Kompressionsstrümpfe, und nur im Einzelfall medikamentöse Prophylaxe

### Medikamentöse Prophylaxe in der ambulanten Medizin

- Beim Einsatz von Heparinen, insbesondere UFH, deutlich weniger bei NMH, bedenken, dass das Risiko von HIT II ab 5. Tag der Therapie bis zum 14. Tag am größten ist.
- Bei Verwendung von UFH wegen HIT-Gefahr regelmäßige Kontrolle der Thrombozytenzahl zwischen dem 5. und 14. Tag und klinische Hinweise wie Hautnekrosen, entzündliche Veränderungen an den Heparin-Einstichstellen, thromboembolische Komplikationen jeder Art beachten; bei Verlegung/Entlassung dem nachbehandelnden Arzt den letzten Thrombozytenwert als Bezugspunkt mitteilen
- Bei Antikoagulanzien Blutungsrisiko bedenken
- Bei NMH und Fondaparinux Nierenfunktion beachten (ggf. Dosisreduktion)

### Aufklärung des Patienten

Formfrei möglich, schriftlich dokumentieren, dass über Nutzen, Risiko und Alternativen einer medikamentösen Prophylaxe gesprochen wurde, insbesondere bei Verweigerung des Patienten, möglichen dispositionellen Risiken und Immobilisationsmaßnahmen

## Spezielle Prophylaxe-Empfehlungen

### 1.5.15 Zusammenfassung: Prophylaxe in den speziellen Fachbereichen
*AWMF 003/001, ergänzt durch Fachinformationen*

| Prophylaxe in den speziellen Fachbereichen* | | |
|---|---|---|
| **Fachbereich** | **Patienten-Risiko-Profil** | **Prophylaxemaßnahme** |
| **Innere Medizin** | Patient stationär, Risikofaktoren vorhanden | NMH, UFH oder Fondaparinux |
| **Allgemeinchirurgie** | Kleinere Eingriffe, Risikofaktoren fehlen | Rasche Mobilisation |
| | Mittlere Eingriffe oder kleinere Eingriffe mit zusätzlichen disposit. RF | NMH, UFH ggfs. zusätzlich MTPS |
| | Große Eingriffe oder mittlere Eingriffe mit zusätzlichen disposit. RF | NMH, 3 x/d UFH oder Fondaparinux + physikalische Maßnahmen** |
| **Gefäßchirurgie** | Venöse Eingriffe | Physikalische Maßnahmen, NMH bei Risikofaktoren |
| | Arterielle Eingriffe | Postop. Maßnahmen abhängig von Intervention |
| **Gynäkologie s. Allgemeinchirurgie** | | |
| **Urologie** | Transurethrale o. kleinere Eingriffe | Rasche Mobilisation |
| | Größere, offene Eingriffe | 2 x/d oder 3 x/d UFH, physikalische Maßnahmen direkt vor der OP bis zur Entlassung; NMH, Fondaparinux u./o. physikalische Maßnahmen |
| **Laparoskopien** | Risikofaktoren fehlen | Rasche Mobilisation |
| | Risikofaktoren vorhanden | NMH, UFH oder Fondaparinux; physikalische Maßnahmen |
| **Adipositas-Chirurgie** | Patient stationär | NMH allein oder in Kombination mit physikalischen Maßnahmen |

\* Generell bei Pat. mit hohem Blutungsrisiko physikal. Maßnahmen bevorzugen; bei nachlassendem Blutungsrisiko diese durch med. Maßnahmen ergänzen/ersetzen. \*\* Nach großen Tumor-OPs oder Z. n. TVT Prophylaxe über 28 Tage erwägen.

## 1 Venenthrombose und Lungenembolie

### Prophylaxe in den speziellen Fachbereichen* (Fortsetzung)

| Fachbereich | Patienten-Risiko-Profil | Prophylaxemaßnahme |
|---|---|---|
| **Thoraxchirurgie** | Größere Thoraxeingriffe | NMH, UFH |
| | Herz- und Bypasschirurgie | NMH, UFH |
| **Orthopädie** | Hüftendoprothese*** | • NMH in Hochrisikodosierung 12 h vor oder 12–24 h nach der OP; alternativ 4–6 h nach der OP die Hälfte der Hochrisikodosis geben und am Folgetag die Hochrisikodosis **oder**<br>• 2,5 mg Fondaparinux 6–24 h postoperativ **oder**<br>• Dabigatran, Rivaroxaban oder Apixaban (nach elektivem Hüftgelenkersatz) |
| | Knieendoprothese*** | NMH in Hochrisikodosis, Fondaparinux; Dabigatran, Rivaroxaban oder Apixaban (nach elektivem Kniegelenkersatz) oder optimaler Einsatz von IPC |
| | Kniearthroskopie, Risikofaktoren fehlen | Rasche Mobilisation |
| | Kniearthroskopie, Risikofaktoren wie z. B. längere Immobilisation vorhanden | NMH oder Fondaparinux |
| | Operative Versorgung einer Oberschenkelhalsfraktur*** | Fondaparinux, NMH |
| | Wirbelsäulen-OP | Einzelfallentscheidung |

*Generell bei Pat. mit hohem Blutungsrisiko physikal. Maßnahmen bevorzugen; bei nachlassendem Blutungsrisiko diese durch med. Maßnahmen ergänzen/ersetzen. **Nach großen Tumor-OPs oder Z. n. TVT Prophylaxe über 28 Tage erwägen. ***Dauer: 28–35 Tage, je nach Einzelfall.

## Spezielle Prophylaxe-Empfehlungen

**Prophylaxe in den speziellen Fachbereichen* (Fortsetzung)**

| Fachbereich | Patienten-Risiko-Profil | Prophylaxemaßnahme |
|---|---|---|
| Neurochirurgie | Eingriffe am ZNS | Optimaler Einsatz physikalischer Maßnahmen; evtl. NMH/UFH postop. |
| Trauma | Multiple Verletzungen | Wenn kein akutes Blutungsrisiko: NMH, ggf. alternativ UFH. IPC, wenn keine medikamentöse VTE-Prophylaxe möglich; physikalische Maßnahmen |
| Rückenmark-verletzungen | Akute Rückenmarkverletzung | NMH, wenn akute Blutungsgefahr geklärt, oder Kombination aus IPC und UFH niedrig dosiert oder NMH |
|  | Akute Rückenmarkverletzung (ohne komplette nervale Durchtrennung) mit Hämatom | Physikalische Maßnahmen während der ersten Tage |
| Langstreckenflüge | Längere Flugzeit; keine Risikofaktoren | Ausreichende Flüssigkeitszufuhr, einschneidende Kleidung vermeiden; regelmäßige Kontraktionen der Wadenmuskulatur |
|  | Risikofaktoren vorhanden | Zusätzlich Unterschenkelkompressionsstrümpfe, im Einzelfall medikamentöse Prophylaxe (NMH oder neues orales Antikoagulans) |
| Rehabilitation | Rehabilitation im Anschluss an stationäre Therapie | Fortführung der initial begonnenen Prophylaxe oder ggf. Umstellung auf ein neues orales Antikoagulans oder Vitamin-K-Antagonist (Ziel-INR 2–3) |

* Generell bei Pat. mit hohem Blutungsrisiko physikal. Maßnahmen bevorzugen; bei nachlassendem Blutungsrisiko diese durch med. Maßnahmen ergänzen/ersetzen. ** Nach großen Tumor-OPs oder Z. n. TVT Prophylaxe über 28 Tage erwägen. *** Dauer: 28–35 Tage, je nach Einzelfall.

## 1.6 Perioperatives Management

### 1.6.1 Vorgehen bei Therapie mit Vitamin-K-Antagonisten

*Bauersachs 2007, Douketis 2012, Koscielny 2009, Fachinformationen*

#### Definition „Bridging"

Überbrückung der oralen Antikoagulation mit Vitamin-K-Antagonisten bei operativen oder interventionellen Eingriffen mit NMH oder UFH

#### Mögliche Medikamente

**Unfraktioniertes Heparin**
- PTT-gesteuert, als i. v.-Dauerinfusion
- **Vorteile:** kurze HWZ, mit Protamin vollständig antagonisierbar, bei Niereninsuffizienz einsetzbar
- **Nachteil:** stationäre Behandlung notwendig

**Niedermolekulares Heparin**
- **Vorteile:** höhere Bioverfügbarkeit und bessere Dosis-Wirkungs-Beziehung, längere HWZ, subkutane Gabe möglich, dadurch einfacheres, auch ambulantes Handling
- **Nachteil:** keine Zulassung für Bridging-Therapie, aber als „Off-Label-Use" empfohlen

#### Vorgehen

- Nutzen-/Risiko-Abwägung zusammen mit dem Patienten: Nutzen des Eingriffs vs. Risiko des Bridging
- Unterbrechung der oralen Antikoagulation so kurz wie möglich
- Ziel-INR mit Operateur und Anästhesisten abstimmen
- Terminierung des Eingriff in Absprache mit Patienten und Erstellung eines exakten Terminplans einschließlich Dosierungsangaben der Medikamente
- Interdisziplin. Überwachung durch Anästesiologen/Operateur/Internist/Hämostaseologen
- Detaillierte Aufklärung des Patienten über die Bridging-Maßnahmen, besonders bei Verwendung von NMH, da zurzeit noch „Off-Label-Use".
- Kontraindikationen für die Gabe niedermolekularer Heparine beachten (kein HIT II in der Anamnese)

#### Mindestanforderungen hinsichtlich der Laborkontrollen

- Vor dem Absetzen der OAK: aPTT, INR (Quick), BB mit Thrombozyten, Krea im Serum
- Nach dem Absetzen: INR-Kontrolle jeden zweiten Tag, Thrombozytenbestimmung am ersten Tag nach Einleiten der NMH-Therapie, dann 2 x/Woche vom 5.–21. Tag.

# Perioperatives Management

**Empfehlungen zur Durchführung**

- VKA mind. 5 Tage präoperativ absetzen, Wiederansetzen ca. 12 bis 24 h postoperativ (wenn adäquate Hämostase)
- Überbrückung mit Heparin in therapeutischer Dosierung, Intervalle abhängig vom Blutungsrisiko

| Bridging in Abhängigkeit vom Blutungsrisiko | |
|---|---|
| **Hohes Blutungsrisiko** | |
| **Beispiele** | **Vorgehen** |
| Neurochirurgische Operationen, Laminektomie, Herzchirurgie, Operation eines abdominellen Aortenaneurysmas, Nieren- und Leberbiopsie, transurethrale Prostataresektion, bilateraler Kniegelenkersatz, extensive Oralchirurgie, große Tumor- und große Gefäßchirurgie, interventionelle Kardiologie | • Absetzen von NMH 24 h präoperativ<br>• Wiederbeginn 48–72 h postoperativ, falls adäquate Hämostase; evtl. früher mit Prophylaxedosis |
| **Nicht-hohes Blutungsrisiko** | |
| **Beispiele** | **Vorgehen** |
| Laparoskop. Chirurgie, Cholezystektomie, Darmresektion, Hernienoperation, Hämorrhoiden-OP, gastrointest. Polypektomie, abdom. Hysterektomie, gyn. Dilatation und Kürettage, Handchirurgie, Karpaltunnel-OP, Fußchirurgie, Schulterchirurgie, Knie- und Hüftgelenkersatz, dermatol. Chirurgie, Schrittmacher- und AICD-Implantation, Augenchirurgie (z. B. Katarakt, Trabekulektomie), Endarteriektomie, zahnärztliche Eingriffe (z. B. einfache Extraktionen, Mundhygiene, Prothetik), diagn. Herzkatheter, gastrointest. Endoskopie mit/ohne Biopsie, Bronchoskopie mit/ohne Biopsie, Arthroskopie, Biopsien an Prostata, Harnblase, Schilddrüse, Mamma, Lymphknoten, Pankreas und Myokard | • Absetzen von NMH 24 h präoperativ<br>• Wiederbeginn ca. 24 h postoperativ, falls adäquate Hämostase |
| **Kein Bridging notwendig** | |
| Kleinere zahnärztliche oder dermatologische Eingriffe und Kataraktchirurgie | VKA müssen nicht immer abgesetzt werden; lokale hämostyptische Maßnahmen ggf. ausreichend; evtl. kurzfristige Absenkung des INR |

## 1 Venenthrombose und Lungenembolie

### Bridging in Abhängigkeit vom Thromboembolierisiko

| Hohes TE-Risiko | | Bridging |
|---|---|---|
| Herzklappen | • MK<br>• Kippscheiben- und ältere HK<br>• Zerebrale Ischämie < 6 Monate<br>• Doppelflügel-AK plus > 1 RF<br>• Biolog. MK plus VHF | NMH in therapeutischer Dosierung<br><br>• Letzte Dosis 24 h präoperativ (1/2 Dosis bei 1 x/d NMH)<br>• Erste Dosis ca. 24 h postoperativ, falls adäquate Hämostase und von Seiten des Blutungsrisikos tolerabel |
| Vorhofflimmern | • $CHA_2DS_2$-VASc-Score > 7 (→S. 100)<br>• Zerebrale Ischämie < 3 Monate<br>• Rheumatische Klappenerkrankung | |
| VTE | • Akute VTE (< 3 Monate)<br>• VTE > 3 Monate plus schwere Thrombophilie | |
| **Mittleres TE-Risiko** | | **Bridging** |
| Herzklappen | • Doppelflügel-AK plus 1 RF (VF, aHT, Dm, Herzinsuffizienz, ≥ 75 Jahre, Z.n. Stroke/TIA) | NMH in therapeutischer Dosierung (siehe oben); Blutungsrisiko beachten! |
| Vorhofflimmern | • $CHA_2DS_2$-VASc-Score 5–7 (→S. 100)<br>• Zerebrale Ischämie < 3 Monate<br>• Rheumatische Klappenerkrankung | |
| VTE | • VTE vor 3–12 Monaten<br>• Rezidiv VTE<br>• Tumor (palliativ oder Behandlung vor ≤ 6 Monate) | |
| **Geringes TE-Risiko** | | **Bridging** |
| Herzklappen | Doppelflügel-AK bei SR ohne RF | NMH in halbtherapeutischer Dosis |
| Vorhofflimmern | $CHA_2DS_2$-VASc-Score 0–4 (→S. 100); (keine zerebrale Ischämie) | |
| VTE | VTE > 12 Monate | |

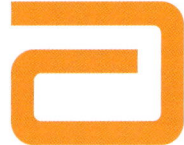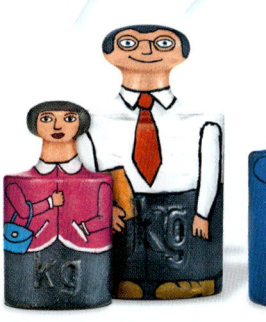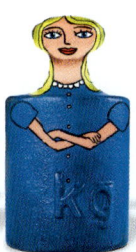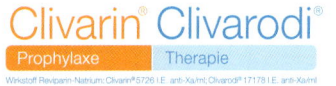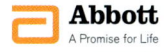

**Clivarin®** 5726 I.E. anti-Xa/ml Injektionslösung in Fertigspritzen
**Clivarodi®** 17178 I.E. anti-Xa/ml Injektionslösung in Fertigspritzen

**Abbott Arzneimittel GmbH**, Freundallee 9A, 30173 Hannover. **Wirkstoff:** Reviparin-Natrium.
**Zusammensetzung:** Clivarin® 5726 I.E. anti-Xa/ml Injektionslösung in Fertigspritzen: 1 ml Injektionslösung enthält Reviparin-Natrium 5726 I.E. anti-Xa. 1 Fertigspritze enthält 0,6 ml Injektionslösung entsprechend Reviparin-Natrium 3436 I.E. anti-Xa. Sonstige Bestandteile: Natriumchlorid, Natriumhydroxid, Wasser für Injektionszwecke. Clivarodi® 17178 I.E. anti-Xa/ml Injektionslösung in Fertigspritzen: 1 ml Injektionslösung enthält Reviparin-Natrium 17178 I.E. anti-Xa. 1 Fertigspritze enthält 0,6 ml Injektionslösung entsprechend Reviparin-Natrium 10307 I.E. anti-Xa. Sonstige Bestandteile: Natriumhydroxid, Wasser für Injektionszwecke.
**Anwendungsgebiete:** Clivarin® 5726 I.E. anti-Xa/ml Injektionslösung in Fertigspritzen: Zur Prävention der venösen Thromboembolie in der Allgemeinchirurgie und in der orthopädischen Chirurgie. Zur Behandlung der venösen Thrombose. Clivarodi® 17178 I.E. anti-Xa/ml Injektionslösung in Fertigspritzen: Zur Behandlung der venösen Thrombose. **Gegenanzeigen:** Überempfindlichkeit gegen Reviparin, andere niedermolekulare Heparine und/oder Heparin, Latex oder einen der sonstigen Bestandteile. Schwere Erkrankung der Niere, Leber oder Bauchspeicheldrüse. Blutung (Hämorrhagie) oder erhöhtes Risiko dafür (z. B. Magengeschwür, Blutungsstörungen, Gehirnblutung). Endokarditis. Eingriff an Wirbelsäule, Auge oder Ohr. Blutung im Auge. Unbehandelter Bluthochdruck. **Nebenwirkungen:** Häufig: Kopfschmerzen, Blutguss unter der Haut, Bildung von Blutgerinnseln, Nasenbluten, Verstopfung, Gliederschmerzen, Fieber, Blutung an der Injektionsstelle, auffällige Leberfunktionstests. Häufigkeit nicht bekannt: Thrombozytopenie, Überempfindlichkeitsreaktionen (einschl. Übelkeit, Erbrechen, Urtikaria oder Ohnmachtsgefühl), Reaktionen an der Einstichstelle (Rötung, Verfärbung, Blutung oder Schmerzen, schmerzhafte Hautwunden (Nekrose)), Dyspnoe, Hypotonie, bei Anwendung über einen langen Zeitraum hinweg Osteoporose. **Verschreibungspflichtig. Stand: Februar 2013.**

**Abbott Arzneimittel GmbH** · Freundallee 9A · 30173 Hannover · Telefon: 0511 6750-2400
e-mail: abbott.arzneimittel@abbott.com · www.einfach-bei-thrombose.de

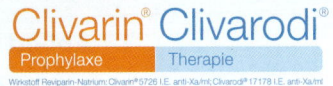

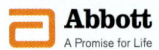

Wirkstoff Reviparin-Natrium; Clivarin® 5726 I.E. anti-Xa/ml; Clivarodi® 17178 I.E. anti-Xa/ml

## Perioperatives Management

### Dosierung von NMH bei Bridging  *Koscielny 2009 und Fachinformationen*

| NMH | Therapeutische Dosis | | Hochrisikoprophylaxe-Dosis |
|---|---|---|---|
| | Voll | Halb | |
| **Dalteparin** | 1 x/d 200* oder 2 x/d 100* | 1 x/d 100* | 5000** |
| **Enoxaparin** | 2 x/d 1mg/kg | 1 x/d 1mg/kg | 4000** |
| **Tinzaparin** | 1 x/d 175* | Entfällt | 4500*** |
| **Nadroparin** | 2 x/d 0,4-0,9 ml[a] | 1 x/d 0,4-0,9 ml[a] | 5700** (≥ 70 kg) |
| **Certoparin** | 2 x/d 8000** | 1 x/d 8000** | 3000** |
| **Reviparin** | 2 x/d 3436**,[b] | 1 x/d 3436**,[b] | 3436** |

*Anti-Xa IE/kg KG. **Anti-Xa IE. ***In Deutschland kein Präparat. [a]gewichtsadaptiert. [b]empfohlene Dosierung zum Bridging; Dosis zur Therapie der TVT: 1 x/tgl. 10307**. Weitere Details zu den Dosierungen der NMH: →S. 117.

### Präoperativer Bridging-Algorithmus
(*Karenzbeginn: NSAR, Ticlopidin, Clopidogrel)  *Koscielny 2009, Schellong 2007*

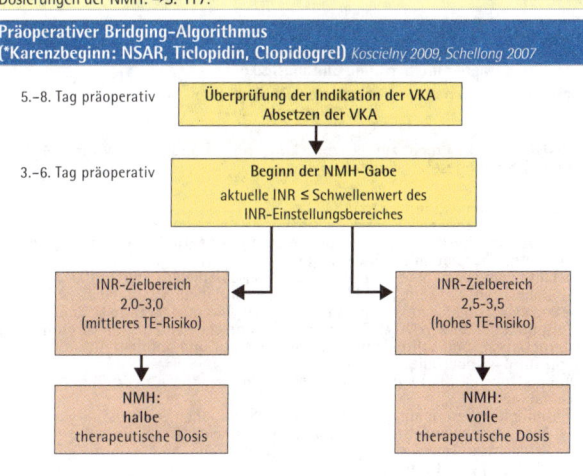

## 1.6.2 Vorgehen bei Therapie mit neuen oralen Antikoagulanzien

*Schellong 2012 und Fachinformationen*

### Vorgehen

- Kein Bridging erforderlich, da kurze HWZ der NOAKs!
- Risikoevaluation: Blutungsrisiko? Thromboembolierisiko?
- Dabigatran: erhöhtes Blutungsrisiko bei Niereninsuffizienz (renale Elimination 80 %) und Komedikation mit P-Glykoproteinhemmern, SSRIs, SNRIs

| Zeitintervalle NOAKs – perioperatives Management | | | |
|---|---|---|---|
| Antikoagulans | HWZ | Präoperativ letzte Gabe | Postoperativ erste Gabe |
| Apixaban | 8–14 h | mindestens 24 bis 48 h, je nach Blutungsrisiko | Baldmöglichst Wiederansetzen, abhängig von klinischem Zustand und Hämostase |
| Dabigatran | 13–27 h je nach Nierenfunktion | 1 bis 4 Tage vorher, je nach Nierenfunktion und Blutungsrisiko | |
| Rivaroxaban | 5–13 h | mindestens 24 bis 48 h, je nach Blutungsrisiko | |

**Cave:** NOAKs sollen nicht zur Überbrückung einer Therapie mit Vitamin-K-Antagonisten eingesetzt werden!

### Gerinnungsdiagnostik unter NOAKs

**Keine exakte Labordiagnostik zur Bestimmung der aktuellen Gerinnungshemmung unter Therapie mit NOAKs möglich**

- Beeinflussung von konventionellen Gerinnungsparametern* durch NOAKs
  - Dabigatran: aktivierte partielle Thromboplastinzeit (aPTT), Thrombinzeit
  - Apixaban und Rivaroxaban: Prothrombinzeit (Thromboplastinzeit), Quick, INR

⇒ Zeitpunkt der letzten NOAK-Einnahme hilft entscheidend bei Interpretation des Testergebnisses und sollte daher unbedingt erfragt und auf dem Anforderungsschein für das Labor angegeben werden

- Abschätzung des Blutungsrisikos mittels Anamnese (Präparat, Dosis, letzte Einnahme)
- Plasmaspiegelbestimmung nur in folgenden Situationen erwägen:
  - Abschätzung von Restspiegeln vor dringlichem Eingriff
  - Verdacht auf Überdosierung
- Abschätzung von Restspiegeln
  - Dabigatran: Bestimmung der Thrombinzeit (standardisierte Version: Hemoclot®); alternativ: normale Routine-Thrombinzeit schließt Restspiegel v. Dabigatran aus
  - Anti-Xa-Hemmstoffe: Anti-Xa-Aktivitätsmessung mit chromogenem Substrat

* Alle Tests in Abhängigkeit vom verwendeten Reagenz.

# Therapie bei Thromboembolie

## 1.7 Therapie bei Thromboembolie

### 1.7.1 Soforttherapie *AWMF 065/002, ergänzt durch Fachinformationen*

| Erkrankung | Behandlung |
|---|---|
| **TVT oder hämodynamisch stabile LE ohne rechtsventrikuläre Dysfunktion** | • Antikoagulation mit gewichtsadaptiertem niedermolekularen Heparin in Vollwirkdosis s.c.<br>• Alternativ Fondaparinux s.c. oder Rivaroxaban in therapeutischer Dosierung 2 x/d<br>• Bei hochgradiger Niereninsuffizienz unfraktioniertes Heparin i.v. |
| **Hämodynamisch stabile LE mit rechtsventrikulärer Dysfunktion** | • Antikoagulation mit Heparinen, Fondaparinux oder Rivaroxaban<br>• Bei fehlenden Kontraindikationen Lysetherapie |
| **Lungenembolie mit Schock** | Systemische Lyse (außer bei absoluten Kontraindikationen) |
| **Bei Reanimation und vermuteter LE** | Systemische Lyse |

**Merke**
- Eine chirurgische Ektomie oder Katheterfragmentierung ist bei schwerer LE mit Schock oder unter Reanimation und Lysekontraindikation/-versagen zu erwägen.
- Bei jungen Patienten mit einer ersten und ausgedehnten ilio-femoralen Thrombose kann bei kurzer Anamnese eine Thrombus-beseitigende Maßnahme eingesetzt werden.

### 1.7.2 Therapeutisches Vorgehen bei TVT
*Kearon 2012, AWMF 065/002, Fachinformationen*

- Generell ist eine gerinnungshemmende Therapie nach Möglichkeit einer systemischen Lyse oder einer interventionellen Therapie vorzuziehen.
- Frühe Mobilisierung bei tiefer Beinvenenthrombose.
- Gabe von niedermolekularem Heparin s.c. **oder** Fondaparinux über mindestens 5 Tage und bis INR ≥ 2 über mind. 24 h; alternativ unfraktioniertes Heparin (schwächere Empfehlung); überlappend Beginn der Vitamin-K-Antagonisten-Gabe am ersten Tag der Behandlung.
- Alternativ initiale und fortgeführte Therapie mit Rivaroxaban.
- Eine Langzeittherapie sollte mit demselben Präparat fortgeführt werden, das über die ersten 3 Monate der Therapie gegeben wurde.
- Bei Patienten, bei denen eine TVT sehr wahrscheinlich ist (→S. 9), wird die Behandlung bereits während der Diagnostik begonnen.

# 1 Venenthrombose und Lungenembolie

| Therapeutische Möglichkeiten: initiale und Langzeittherapie | |
|---|---|
| **UFH i.v.<br>+ Vitamin-K-Antagonist** | - Initial i.v.-Bolusgabe von 5000 IE UFH (oder 80 IE/kg), dann i.v.-Infusion mit 18 IE/kg/h (oder 13000 IE/d)<br>- Überlappend Beginn mit Vitamin-K-Antagonist<br>- Absetzen von UFH, wenn INR ≥ 2 für mind. 24 h |
| **NMH<br>+ Vitamin-K-Antagonist** | - Die Gabe von NMH ist erste Wahl vor der Gabe von unfraktioniertem Heparin (außer bei hochgradiger NI)<br>- Überlappend Beginn mit Vitamin-K-Antagonist<br>- Absetzen von NMH, wenn INR ≥ 2 für mind. 24 h<br>- Anti-Xa-Spiegel-Kontrolle nur bei hochgr. NI oder in Schwangerschaft (4 h nach Injektion, 1–2 IE/ml bei Gabe 1 x/d, 0,6–1 IE/ml bei Gabe 2 x/d) |
| **Fondaparinux<br>+ Vitamin-K-Antagonist** | - < 50 kg: 1 x 5 mg/d s.c.; 50–100 kg: 1 x 7,5 mg/d s.c.; ≥ 100 kg: 1 x 10 mg/d s.c. bei normaler Nierenfunktion<br>- Überlappend Beginn mit Vitamin-K-Antagonist<br>- Absetzen von UFH, wenn INR ≥ 2 für mind. 24 h |
| **Rivaroxaban** | - Beginn mit 15 mg 2 x/d (Tag 1–21)<br>- Ab Tag 22 Gabe von 20 mg 1 x/d<br>- Therapiedauer abhängig von Risikoprofil |
| **Rekanalisation** | - Systemische Fibrinolyse: höhere Rate v. kompl. oder signifikanten Thrombenauflösung u. ev. weniger postthrombotische Beschwerden als mit konventioneller Antikoagulation, aber ↑ Blutungsrisiko; KI →S. 46<br>- Lokale Fibrinolyse (mit oder ohne Stent, mechan. Zertrümmerung und Aspiration von Thrombusfragmenten): nur bei Pat. mit ausgeprägter proximaler TVT<br>- Thrombektomie mittels Fogarty-Katheter: lindert evtl. akute Klinik und postthrombotische Beschwerden |
| **Vena-cava-Filter** | Einsatz nur bei Patienten mit akuter proximaler TVT mit<br>- Kontraindikation gegen Antikoagulation<br>- Hohem Blutungsrisiko<br>- Rezidiv. LE trotz suffizienter Antikoagulation<br>- Einsatz nur für die Dauer des Bestehens von KI/Blutungsrisiko |
| **Kompressionstherapie** | Kompression mit Kurzzugbinden, bis Bein abgeschwollen, dann Kompressionsstrumpf Kl. 2; vorher immer Pulsstatus; bei Unsicherheit Doppler-Verschlussdruck-Messung der Unterschenkelarterien; Vorsicht bei systolischen Drücken < 80 mmHg; Mobilisation des Patienten ist in der Regel möglich. **Merke:** Dauer der Kompressionsbehandlung abhängig von phlebologischen Kontrolluntersuchungen (nach 3–6 Monaten, dann in 6- bis 12-monatigen Intervallen): bei venösem Funktionsdefizit Fortführung |

# Therapie bei Lungenembolie 43

## 1.7.3 Dauer der Sekundärprophylaxe  *Kearon 2012*

| Sekundärprophylaxe* mit Antikoagulantien nach venöser Thromboembolie | |
|---|---|
| **Ereignis** | **Zeitraum*** |
| **Erste Thromboembolie** | |
| Bei transientem Risikofaktor (z. B. OP oder Trauma) | 3 Monate |
| Bei idiopathischer TVT | ≥ 3 Monate, dann erneute Risiko-/Nutzen-Abwägung hinsichtlich Langzeittherapie |
| • Bei leichter Thrombophilie (heterozygote Faktor-V-Leiden- oder heterozygote Prothrombinmutation) | ≥ 6–12 Monate |
| • Bei kombinierter Thrombophilie (heterozygote Faktor-V-Leiden- oder heterozygote Prothrombinmutation) **oder**<br>• bei schwerer Thrombophilie (angeborener Antithrombin-, Protein-C-Mangel, Antiphospholipid-AK-Syndrom) | ≥ 12 Monate |
| **Rezidivierende Thromboembolie oder aktive Krebserkrankung** | Zeitlich unbegrenzt |

*Alle Empfehlungen sind modifizierbar (z. B. abhängig von Alter, Begleiterkrankungen, Rezidivwahrscheinlichkeit, zeitlich limitierter Risikoerhöhung, Bevorzugung durch den Patienten).

## 1.8 Therapie bei Lungenembolie

### 1.8.1 Grundsätzliche Vorgehensweise
*AWMF 065/002, Kearon 2012, Fachinformationen*

**Einteilung nach hämodynamischer Stabilität**

| | |
|---|---|
| Niedriges Risiko: | stabil ohne rechtsventrikuläre Dysfunktion |
| Mittleres Risiko: | stabil mit rechtsventrikulärer Dysfunktion |
| Hohes Risiko: | instabil mit Schock (syst. RR < 100 mmHg; Puls > 100/min) |

**Therapieempfehlungen**

| | |
|---|---|
| Niedriges Risiko: | Antikoagulation wie bei TVT |
| Mittleres Risiko: | Antikoagulation; in ausgewählten Fällen systemische Fibrinolyse |
| Hohes Risiko: | systemische Fibrinolyse |

# 1 Venenthrombose und Lungenembolie

- Bei systemischer Fibrinolyse begleitende Antikoagulation mit unfraktioniertem Heparin
- Alternativ zur systemischen Fibrinolyse die katheterbasierte Thrombusfragmentation mit oder ohne lokale Lyse diskutieren, in Einzelfällen die Pulmonalisthrombektomie unter extrakorporaler Zirkulation erwägen

### Weitere Risikostratifizierung durch Biomarker

- Bei hämodynamisch stabilen Patienten kann eine weitere Risikostratifizierung durch Bestimmung von Biomarkern (Troponin, heart-type fatty acid binding protein, natriuretische Peptide) erfolgen;
- Erhöhte Biomarker allein rechtfertigen jedoch keine intensivere Therapie der LE in der Akutphase.

### 1.8.2 Behandlung der Lungenembolie
AWMF 065/002, Kearon 2012, Fachinformationen

| Initiale Stabilisierung | 1. Sauerstoffgabe bei Hypoxämie<br>2. Hämodynamische Unterstützung bei Hypotension<br>  – i.v. Flüssigkeitszufuhr (bei Reanimation nicht mehr als 500–1000 ml zuführen, da sonst Verschlechterung der RV-Funktion oder Rechtsherzversagen möglich)<br>  – Zusätzlich Gabe von Vasopressoren (Norepinephrin, Dopamin, Epinephrin) bei anhaltender Hypotension<br>3. Beginn Antikoagulation während Diagnostik bei starkem klinischen Verdacht auf LE |
|---|---|
| Antikoagulation | • **Behandlungsstart** mit NMH*, UFH oder Fondaparinux, überlappend Beginn mit VKA (Ziel-INR 2–3) am ersten Tag der Behandlung mit gleicher Dosierung wie bei TVT über mind. 5 Tage und INR ≥ 2 über ≥ 24 h<br>• Alternativ Rivaroxaban, initiale Dosierung 15 mg 2 x/d (Tag 1–21), ab Tag 22 Gabe von 20 mg 1 x/d; Therapiedauer abh. v. Risikoprofil<br>• **Langzeitbehandlung:** VKA (INR 2–3) oder Rivaroxaban über mind. 3 Monate (→S. 43); bei Krebspatienten: besser Gabe von NMH über 3–6 Monate |
| Fibrinolyse | Streptokinase, Urokinase oder rtPA; Fibrinolyse über eine periphere Vene nur bei massiver LE mit hämodynamischen Auswirkungen oder Hochrisikopatienten ohne hohes Blutungsrisiko; kurze Lyseintervalle (z. B. 2 h) statt langer (z. B. 24 h) bevorzugen; während Fibrinolyse begleitende Antikoagulation mit UFH |
| Andere Therapiemöglichkeiten | Katheterextraktion, Embolektomie oder Vena-cava-Filter nur bei Kontraindikationen für Fibrinolyse oder hohem Blutungsrisiko |

*Bei hochgradiger Niereninsuffizienz: i.v. aPTT-kontrollierte Gabe von UFH.

## 1.8.3 Heparindosierungsanpassung (für UFH) Merck*

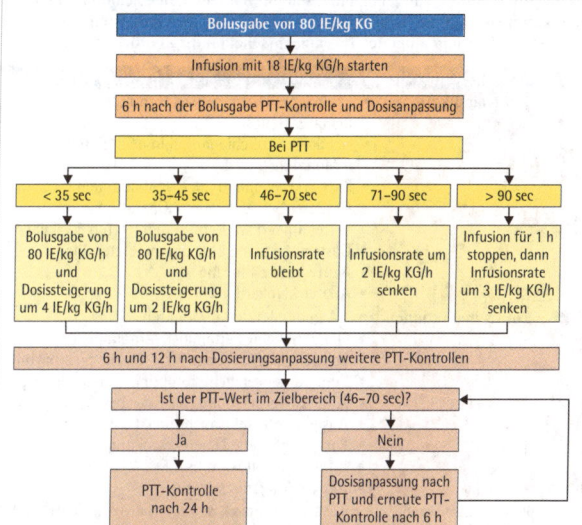

**Merke: PTT-Zeit ist reagenzienabhängig, anzustreben ist eine 1,5- bis 2-fache Verlängerung der PTT!**

*From the Merck Manual of Diagnosis and Therapy, edited by Robert Porter. Copyright 2013 by Merck Sharp & Dohme Corp., a subsidiary of Merck & Co, Inc, Whitehouse Station, NJ. Available at http://www.merckmanuals.com/professional/. Accessed April 2013.

## 1.8.4 Kontraindikationen zur Fibrinolyse *ESC 2008*

Bei einer fulminanten Lungenembolie sind im Rahmen einer Reanimation Kontraindikationen nachrangig, bei hämodynamisch instabilen Patienten Stadium III sind Kontraindikationen bei der Therapieentscheidung zu berücksichtigen.

| Kontraindikationen zur Fibrinolyse | |
|---|---|
| **Absolute Kontraindikationen\*** | • Schlaganfall wegen einer Hirnblutung oder unklarer Genese<br>• Ischämischer Schlaganfall in den letzten 6 Monaten<br>• ZNS-Erkrankungen oder Neubildungen im Gehirn<br>• Größeres Schädeltrauma, Operationen oder Verletzungen am Kopf in den letzten 3 Wochen<br>• Gastrointestinale Blutung im letzten Monat<br>• Akute innere Blutung<br>• Akuter Myokardinfarkt\* |
| **Relative Kontraindikationen** | • TIA in den letzten 6 Monaten<br>• Einnahme eines Vitamin-K-Antagonisten<br>• Schwangerschaft oder erste Woche post partum<br>• Punktion eines nicht komprimierbaren Gefäßes<br>• Z. n. Wiederbelebung mit Gewebeschäden<br>• Ausgeprägter Bluthochdruck (syst. > 180 mmHg)<br>• Fortgeschrittene Lebererkrankung<br>• Infektiöse Endokarditis<br>• Aktives Magengeschwür |

\* Eine absolute Kontraindikation, z. B. ein akuter Herzinfarkt, wird zur relativen, wenn derselbe Patient plötzlich eine lebensgefährliche Lungenembolie entwickelt.

## 1.9 Vorgehen bei Verdacht auf Thrombophilie Hach-Wunderle 2005

### 1.9.1 Suche nach Thrombophilie bei folgenden Besonderheiten

- Erstmanifestation idiopathischer venöser Thromben bei Patienten < 50 Lj.
- Arterielle Thromben bei Patienten < 30 Lj.
- Positive Familienanamnese
- Auftreten während effektiver Antikoagulation
- Ungewöhnliche Lokalisation (Sinus- oder Mesenterialvenen)
- Rezidivierende Thrombosen oder Thrombophlebitiden

### 1.9.2 Laborparameter

| Basisdiagnostik | |
|---|---|
| • Thromboplastinzeit (Quick)<br>• PTT<br>• Thrombinzeit<br>• Fibrinogen<br>• Großes Blutbild | • GOT<br>• GPT<br>• Gamma-GT<br>• Kreatinin-Clearance |
| **Weitere Diagnostik** | |
| • APC-Resistenz/Faktor-V-Leiden<br>• Prothrombinmutation<br>• Protein S<br>• Protein C<br>• Antithrombin<br>• Faktor VIII | • (Homocystein-/MTHFR-Mutation)<br>• Lupus-Antikoagulans<br>• Antiphospholipid-Antikörper (Cardiolipin, IgM-/IgG-Beta$_2$-Glykoprotein)<br>• Thrombose unter Antikoagulation mit Heparin: HIT-II-Diagnostik |

## 1.10 Vorgehen bei Verdacht auf Neoplasien Luxembourg 2005

| Suche nach Neoplasien bei Patienten > 45 Lj. | |
|---|---|
| • Gezielte Anamnese<br>• Körperliche Untersuchung<br>• Basislabor<br>• Röntgen-Thorax | • Sono-Abdomen<br>• Haemoccult<br>• Leitliniengerechte Krebsfrüherkennungsuntersuchung |

# 1 Venenthrombose und Lungenembolie

## 1.11 Sonderformen der Thrombosen AWMF 065/002, Kearon 2012

| Erkrankung | Behandlung |
| --- | --- |
| Varikothrombose | Kompression, evtl. Thrombektomie und Varizenexhairese, Antikoagulation |
| • Thrombose der V. saphena magna oder parva | Keine klaren Leitlinien, Kompression und ≥ 4 Wochen niedermolekulares Heparin in therapeutischer oder prophylaktischer Dosis |
| • Thrombose der V. saphena magna oder parva mit transfaszieller Ausbreitung | Behandlung wie TVT |
| Muskelvenenthrombose (M. soleus, M. gastrocnemius) | Kompression und niedermolekulares Heparin in Vollantikoagulationsdosis für 10 Tage |
| Phlegmasia coerulea dolens | Sofortige Notthrombektomie |
| Thrombose in der Schwangerschaft | Heparine, im Wochenbett Umstellung auf Warfarin möglich, bei frischer Thrombose peripartal Cavaschirm erwägen |
| Thrombose bei Neoplasie | Niedermolekulare Heparine vorzugsweise statt Vitamin-K-Antagonisten über einen längeren Zeitraum |
| Thrombose der oberen Extremität (Paget-von-Schroetter-Syndrom) | ≥ 3 Monate Antikoagulation |
| Thrombose von Pfortader, Mesenterial-, Milz- und Lebervenen | • Symptomatisch: Antikoagulation<br>• Asymptomatisch: keine Antikoagulation |
| Sinusvenenthrombose | Unfraktioniertes Heparin i.v., danach 3–6 Monate orale Antikoagulation |
| Retinalvenenthrombose | Antikoagulation, evtl. Hämodilution, Th. von Komplikationen evtl. durch Laserkoagulation |
| Thrombose der oberen Extremität, assoziiert mit ZVK | Katheter soll belassen werden, falls noch funktionstüchtig und weiterhin notwendig für Therapie; Antikoagulation, solange Katheter in situ; bei entferntem ZVK: 3 Monate Antikoagulation |

# 2 Embolien

(N. Blanck)

## 2.1 Definitionen/Fakten

**Definition**
- Plötzlicher Gefäßverschluss durch mit dem Blutstrom verschlepptes Material.
- Embolien sind am häufigsten thrombotischer Genese (Thromboembolie).

| Folgen | |
|---|---|
| **Ursprung in der arteriellen Strombahn** | **Ursprung in der venösen Strombahn** |
| 1. **Extremitätenarterienverschluss** (akuter peripherer Arterienverschluss) | Lungenembolie |
| 2. **Viszeralarterienverschluss** (Mesenterialinfarkt, Niereninfarkt, Milzinfarkt) | |
| Organischämien<br>• **Herzinfarkt**<br>• **Schlaganfall** | |
| Sonderfall<br>• Aortenverschluss | Sonderfall<br>• Paradoxe Embolie |

## 2.2 Risikofaktoren

- Thrombotische Ablagerungen (arterielle Thromboembolie)
- Arteriosklerotische Plaques (Cholesterinembolie)
- Trauma (Fett- oder Luftembolie)
- Septische Erkrankungen (z. B. bakterielle Endokarditis)
- Tumorerkrankung (Tumorembolie als wichtiger Faktor bei Metastasierung)
- Geburt (Fruchtwasserembolie)
- Interventionen am Gefäßsystem (Fremdkörperembolie durch Katheterbestandteile)
- Offenes Foramen ovale

## 2.3 Grundsätzliche Therapiemaßnahmen bei arterieller Embolie

- Revaskularisierung z. B. mit Embolektomie, lokaler Lyse
- Rezidivprophylaxe mit Antikoagulanzien, Thrombozytenaggregationshemmern, Beseitigung vorhandener Risikofaktoren

# 3 Management Extremitätenarterienverschluss (akuter peripherer Arterienverschluss)

(Dr. med. C. Schaefer)

Die Informationen dieses Kapitels basieren, sofern nicht anders angegeben, auf klinischer Erfahrung, Fachinformationen und folgenden Quellen: AWMF 004/001, DGK 2012c.

## 3.1 Klinik

### 3.1.1 Schweres Ischämiesyndrom: 6 P nach Pratt (pain, pallor, pulselessness, paresthesia, paralysis, prostation)

- Plötzlicher starker Schmerz
- Blässe
- Pulsverlust
- **Sensibilitätsstörung (klin. besonders relevant)**
- **Bewegungsunfähigkeit (klin. besonders relevant)**
- Schock

**Restperfusion bestimmt über das Ischämieausmaß (bei kardial bedingter Embolie ohne Kollateralsystem stärker als bei thromb. Verschluss bei bek. pAVK)**

### 3.1.2 Klinische Einteilung SVS/ISCVS-Klassifikation
*AWMF 004/001, modifiziert nach Rutherford et al.*

| Kategorie | | Beschreibung/ Prognose | Sensibilitätsverlust | Muskelschwäche | Dopplersignal Arteriell | Venös |
|---|---|---|---|---|---|---|
| **I. Lebensfähig** | | Nicht unmittelbar gefährdet | Fehlend | Fehlend | Hörbar | Hörbar |
| **II. Gefährdet** | a. Gering | Rettbar bei sofortiger Behandlung | Minimal (Zehen) oder fehlend | Fehlend | Oft hörbar | Hörbar |
| | b. Unmittelbar | Rettbar bei unverzüglicher Revaskularisation | Mehr als Zehen- und Ruheschmerz | Gering bis mäßig | Nicht hörbar | Hörbar |
| **III. Irreversibel** | | Amputation erforderlich, Nervenschaden unvermeidbar | Anästhesie | Paralyse (Rigor) | Nicht hörbar | Nicht hörbar |

### 3.1.3 Klinische Untersuchung

- Frühzeichen einer Sensibilitätsstörung eventuell sehr diskret, z. B. nur fehlende Wahrnehmung einer leichten Berührung oder Verlust der 2-Punkte-Diskrimination
- Klin. Objektivierung eines Pulsdefizit, speziell bei vorbestehender pAVK, schwierig

## 3.2 Diagnostischer Algorithmus nach AWMF 004/001

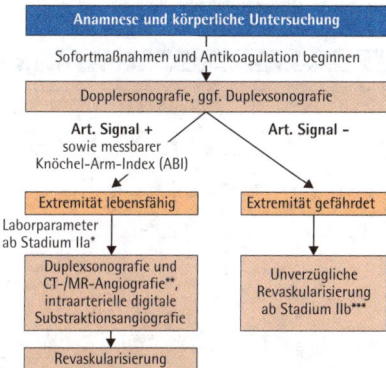

* Zusätzlich zu kleinem BB, E-lyten, Quick, PTT, Thrombozyten, Kreatinin auch Myoglobin und/oder Creatinkinase; zeigen Ischämiedauer und Ausmaß der Gewebeschädigung; als Verlaufsparameter geeignet. **Geben weiterführende Hinweise zur Lokalisation, Morphologie (z. B. komplett oder teilthrombosierte Aneurysma als Emboliequelle). ***Angiographie wird vor Revaskulisierung angestrebt, wenn kurzfristig verfügbar.

## 3.3 Therapie AWMF 004/001

- Therapieentscheidung individuell abhängig von klinischen und angiografischen Befunden unter Berücksichtigung der strukturellen, personellen und apparativen Gegebenheiten am jeweiligen Standort
- Bei erkennbar frustranem Verlauf der Ersttherapie zeitnah andere oder auch ergänzende therapeutische Möglichkeiten erwägen (z. B. unmittelbar postoperativ bei Verschluss der Peripherie lokale Lyse oder bei nicht erfolgreicher primärer Intervention rasch operative Therapie anschließen)
- Bei kompletter Ischämie über 6–12 Stunden ist nach Reperfusion eine Rhabdomyolyse mit konsekutivem akutem Nierenversagen wahrscheinlich

### 3.3.1 Sofortmaßnahmen

- Sofortige therapeutische Antikoagulation
- Tieflagerung und Polsterung (Watteverband) der betroffenen Extremität
- Adäquate Schmerzlinderung (Cave: keine i.m.-Injektion, um evtl. Lysetherapie nicht zu gefährden) z. B. mit Morphin i.v.
- Cave: keine Verzögerung der Therapie durch die oben genannten Maßnahmen!

## 3.3.2 Revaskularisierungsmaßnahmen in Abhängigkeit vom Stadium

**Therapie bei akuter Extremitätenischämie** DGK 2012c

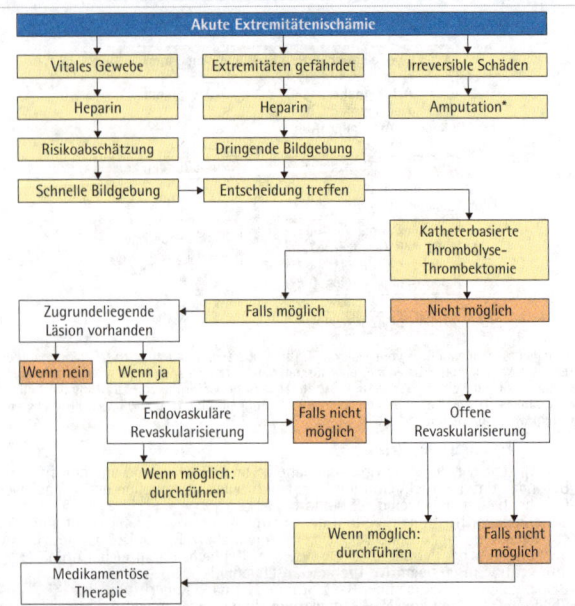

\* Bei Amputation: Manchmal ist Reversibilität oder Irreversibilität nicht unterscheidbar. In solchen strittigen Fällen ist ein Revaskularisierungsversuch (chirurgisch oder endovaskulär) trotz fortgeschrittener schwerer Ischämie gerechtfertigt.

### Interventionelle Therapie

Als perkutane Aspirationsthrombembolektomie (PAT) oder als (ggf. ultraschallunterstützt) lokale Lyse; Erfolgsrate für alleinige perkutane Aspirationsthrombembolektomie > 80 %; in Kombination mit anderen interventionellen Verfahren (Angioplastie, Stentimplantation, Hydrolyse) mit 84–93 %; periprozedurale Mortalitätsrate 2,2–3,9 %

### Chirurgische Therapieansätze

Klassisch als Katheterthrombembolektomie nach Fogarty; wenn nötig mit weiteren gefäßchirurgischen Rekonstruktionsverfahren (Thrombendarteriektomie, Bypassverfahren); Beinerhaltungsrate 67–95 %; Mortalität von 8–25 %

### Fibrinolysetherapie

- Bei Patienten mit hoher Komorbidität unter Beachtung der allgemeinen Kontraindikationen als risikoarme Alternative zur Operation
- Als kontinuierliche lokale Infusions- oder Infiltrationsfibrinolyse oder Pulsed-Spray-Lyse; Substanzen überwiegend Urokinase oder Plasminogenaktivator (rtPA); Erfolgsraten am besten, Komplikationsraten am niedrigsten bei Pulsed-Spray-Lyse, gefolgt von Infiltrationsfibrinolyse und Infusionsfibrinolyse; initiale Wiedereröffnungsrate für beide Lyseverfahren 68–89 %

## 3.4 Kompartment-/Reperfusionssyndrom AWMF 004/001

- Engmaschige klinische Kontrolle (Gewebedruck im Waden-/Unterarmbereich)
- Großzügige Fasziotomie einzige Therapieoption
- Adjuvant Infusionsgabe in Kombination mit forcierter Diurese
- Ab Grad III, evtl. IIb Zunahme von Crush-Niere, Hypovolämie, Rhythmusstörungen, metabolische Azidose, Multiorganversagen
- Bei vitaler Bedrohung Majoramputation Ultima Ratio

# 3 Extremitätenarterienverschluss

## 3.5 Rezidivprophylaxe nach Revaskularisation AWMF 004/001

**Nach infrainguinalen Eingriffen**

- **Endovaskulär:** Acetylsalicylsäure (75–325 mg) lebenslang, nach Stentapplikation kurzfristig (4–12 Wochen) auch Clopidogrel
- **Chirurgisch:** nach Thrombendarteriektomie Thrombozytenaggregationshemmer lebenslang; nach Venenbypass eventuell Vitamin-K-Antagonist; nach alloplastischem Bypass Thrombozytenaggregationshemmer

## 3.6 Weitere Informationen

### 3.6.1 Mögliche Differenzialdiagnosen

- Phlegmasia coerulea dolens (fehlender Puls)
- Generalisierter Schock (besonders bei chronischer Verschlusskrankheit)
- Akuter Nervendruckschaden

### 3.6.2 Mögliche Ursachen AWMF 004/001, Norgren 2007

- **70 %:** Embolie aus Herz (90 %), Aneurysmata im aorto-iliacalen und femoro-poplitealen Bereich, arteriosklerotische Plaquerupturen, Kompressionssyndrome, Tumoren sowie paradoxe Embolien bei offenem Foramen ovale (inkl. Cholesterin- und atheromatöse Embolien nach Gefäßinterventionen) ⇒ arterioarterielle Embolie
- **20 %:** Thrombose eines arteriosklerotischen Gefäßes
- **Sonstige:** Thrombose eines zuführenden Bypasses, arterielles Trauma, Aortendissektion, Arteriitis, HIV-Arteriopathie, spontane Thrombose bei Hyperkoagulopathie, Hypovolämie und Herzinsuffizienz; arterielle Thrombose durch Baker-Zyste oder Popliteakompressionssyndrom, Vasospasmus, Kompartmentsyndrom
- **Bei 5–10 %:** Ausgangspunkt und Ursache unklar

**Emboliequelle Herz**

70 % durch abs. Arrhythmie bei VHF; ansonsten Herzklappenvitien, Endokarditis, Herzwandaneurysma, Vorhofmyxom, dilatative Kardiomyopathie und ak. Myokardinfarkt.

**Lokalisation**

85 % untere Extremität, seltener zwei Gliedmaßen oder die obere Extremität

**Gewebeschädigung**

Initial reversibel, unbehandelt Gewebsuntergang; Ausmaß abhängig von Ischämietoleranz: Haut 12 Stunden, Muskulatur 6–8 Stunden, Nervengewebe 2–4 Stunden.

# Diagnostik 55

# 4 Management akuter Mesenterialarterienverschluss AWMF 004/006

### (N. Blanck)

Das Krankheitsbild betrifft 1–2 % aller Patienten mit akutem Abdomen, Inzidenz zunehmend. Bei über 70-Jährigen werden abdominale Beschwerden in ca. 10 % der Fälle durch intestinale Minderdurchblutung ausgelöst.

**Der typische Verlauf ist dreiphasisch.**
- **Initialstadium** (0–6 Stunden): akuter Bauchschmerz, Schock, Diarrhoe
- **Stilles Intervall** (7–12 Stunden): dumpfer Bauchschmerz, Darmparalyse, Verschlechterung des Allgemeinzustands
- **Endstadium** (12–24 Stunden): Ileus, Peritonitis, Sepsis, Multiorganversagen

In 85 % der Fälle ist die A. mesenterica superior als Hauptversorgungsgefäß des Intestinums betroffen, ein akuter Hauptstammverschluss dieser Arterie führt praktisch immer zum Mesenterialinfarkt. In 34 % der Fälle liegt eine arterielle Thrombose vor, bei 31 % findet sich eine arterielle Embolie.
Embolische Verschlussprozesse sind in Deutschland rückläufig, akute arterielle Thrombosen und nicht okklusive Ischämieformen (25 %) nehmen zu. Die venöse mesenteriale Thrombose hat eine Häufigkeit von 8 % und meistens einen prolongierten Verlauf.

## 4.1 Diagnostik AWMF 004/006

Neben der DSA sind weitere aufwendige diagnostische Maßnahmen wegen des kurzen therapeutischen Zeitfensters nicht indiziert.

### 4.1.1 Diagnostischer Algorithmus nach AWMF 004/006

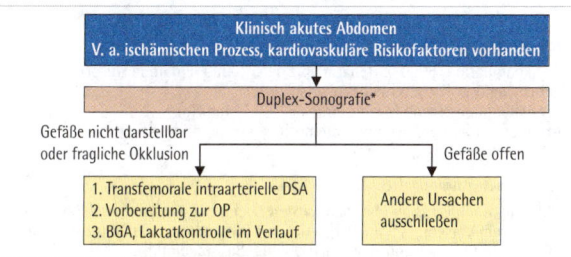

*Aussage eingeschränkt durch Darmgasartefakte sowie fehlende Darstellung der Gefäßperipherie.

## 4 Mesenterialarterienverschluss

### 4.1.2 Vorgehen nach Verschlusstyp/angiografischem Befund nach AWMF 004/006

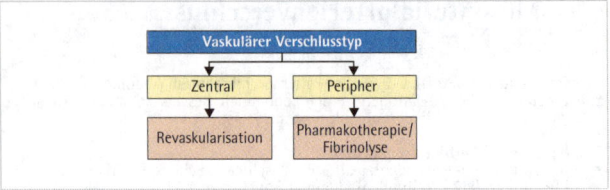

### 4.1.3 Vorgehen nach Klinik/peritonitischen Zeichen nach AWMF 004/006

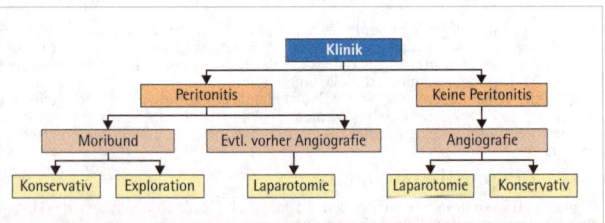

Im Extremfall ist bei begründetem Verdacht auf Mesenterialinfarkt die Probelaparotomie Mittel der Wahl.

## 4.2 Therapie AWMF 004/006

### 4.2.1 Basismaßnahmen

- Antikoagulation (5000 IE Heparin als Bolus, 20000 IE/d im Perfusor)
- Zentralvenöser Katheter (Flüssigkeitsbilanz)
- Kreislaufstabilisierung (Zielblutdruck 120–140 mmHg)
- Antibiose (gramnegative und grampositive Keime) und Analgesie
- Intensivmedizinische Betreuung

### 4.2.2 Nach Angiografie

- Pharmakospülperfusion über den Katheter bei nicht okklusiver Ischämie oder peripherem Verschluss ohne Peritonitis mit PGE1 Alprostadil 20 µg als Bolus, 60–80 µg/d im Perfusor und Heparin 10000 IE/l Basismedium
- Ist das alleinige Therapie, angiograf. Kontrolle des Behandlungserfolgs alle 2 Tage

### 4.2.3 Operation

**Vaskuläre Rekonstruktion vor enteraler Operation**
- **Laparotomie** bei operationsfähigen Patienten mit peritonitischen Symptomen
- **Vaskuläre Rekonstruktion** bei zentralen Gefäßverschlüssen (bei gesunder Gefäßwand Thrombembolektomie der A. mesenterica superior im Mesenterium; bei degenerativen Veränderungen Längsarteriotomie mit abschließender Venenerweiterungspatchplastik). Andere Behandlungsmethoden wie die Katheterembolektomie durch Aspiration, die medikamentöse Fibrinolyse oder endovaskuläre Revaskularisationstechniken konnten sich bisher nicht durchsetzen.
- Primäre Darmresektion bei vereinzelten avitalen Abschnitten, bei langstreckiger Darmgangrän und Peritonitis Exteriorisierung im Gesunden anstreben.
  - Einschätzung der Darmvitalität (Rotverfärbung der Darmserosa, wiedereinsetzende Darmperistaltik, Pulsatilität der mesenterialen Arkaden) erst 15–20 Minuten nach Wiederherstellung der mesenterialen Durchblutung.
  - Mukosale Innenschichtnekrose reicht immer weiter als die augenscheinlich gut durchbluteten Außenschichten, daher Resektionsränder 10–15 cm weiterlegen, sonst droht Anastomoseninsuffizienz; Diskontinuitätsresektion mit endständigen Enterostomien vor Bauchdecke günstiger, dann Zweiteingriff nach Rekonvaleszenz zur Kontinuitätsherstellung.
  - Vitale Dünndarmlänge unter 70–100 cm begünstigt Kurzdarmsyndrom.

| Verschlussprozess | Gefäß | Darmgangrän | Vaskuläres therapeutisches Vorgehen | Enterale Operation | Second-Look-Operation |
|---|---|---|---|---|---|
| **Embolie zentral** | AMS | Nein | Embolektomie mit Spülperfusion | Nein | + |
| | | Fraglich | | Kontinuitätsoperation | + |
| | | Ja | | Diskontinuitätsoperation | + |
| | TC | Nein | | Nein | |
| **Embolie peripher** | AMS | Nein | Fibrinolyse, Pharmakospülperfusion | Nein | |
| | | Fraglich | | Nein | (+) |
| | | Ja | | Kontinuitätsoperation | (+) |
| | TC | Nein | | Nein | |

Therapieempfehlungen bei akuter mesenterialer Ischämie AWMF 004/006

# 4 Mesenterialarterienverschluss

## Therapieempfehlungen bei akuter mesenterialer Ischämie AWMF 004/006

| Verschluss-prozess | Gefäß | Darm-gangrän | Vaskuläres therapeutisches Vorgehen | Enterale Operation | Second-Look-Operation |
|---|---|---|---|---|---|
| **Thrombose zentral** | AMS | Nein | 1 Fibrinolyse<br>2 Thrombektomie<br>3 Rekonstruktion | Nein | |
| | | Fraglich | | Kontinuitäts-OP | + |
| | | Ja | | Diskontinuitäts-operation | + |
| | TC | Nein | | Nein | |
| **Nicht okklusive Ischämie** | AMS | Nein | Pharmako-spülperfusion | Nein | |
| | | Fraglich | | Kontinuitäts-OP | + |
| | | Ja | | Diskontinuitäts-operation | + |
| | TV | Nein | | Nein | |

**AMS:** Arteria mesenterica superior; **TC:** Truncus coeliacus.

### 4.2.4 Vorgehen nach Darmbefund nach AWMF004/006

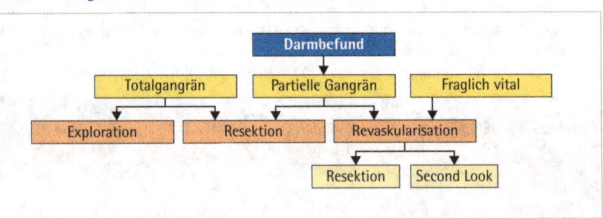

### 4.2.5 Second-Look-Operation

**Großzügige Indikationsstellung spätestens nach 8–12 Stunden, wenn**
- bewusst fraglich vitale Darmabschnitte zurückgelassen wurden,
- peritonitische Symptome anhalten oder erneut auftreten,
- das Serum-Laktat nicht abfällt oder sogar wieder ansteigt,
- die klinische Rekonvaleszenz ausbleibt,
- ein vaskulärer Rezidivverschluss nachgewiesen wurde.

Bauchdeckenreißverschluss, wenn Second Look primär absehbar oder bei mehreren Revisionen (Prävention eines abdominalen Kompartmentsyndroms)

### 4.2.6 Komplikation Reperfusionssyndrom

Zellschädigung durch Metabolite, Sauerstoffradikale und Energieverlust sowie eine erneute Ischämie durch noch ungeklärte Vasospasmen; am stärksten in den Organabschnitten, die der Gewebsnekrose anliegen und deren Durchblutung noch erheblich, aber nicht irreversibel in Mitleidenschaft gezogen wurde

- **Lokale Folgen:** Organschwellung und Darmwandödem, Permeabilitätsstörungen der Zellverbände, Funktionsverlust, **Druckanstieg im Abdomen** (abdominales Kompartmentsyndrom)
- **Systemische Folgen:** Multiorganversagen durch erhöhte Permeabilität der Darmwand für pathogene Bakterien und Toxine möglich

#### Therapie

- Überwachung und Stabilisierung des Herz-Kreislauf-Systems
- Normalisierung von Wasser- und Elektrolythaushalt
- Antikoagulation mit Heparin
- Antibiose (Cave: Mykosen, resistente Keime)
- Frühzeitiger, aber vorsichtiger enteraler Kostaufbau

### 4.2.7 Postoperatives Vorgehen

- **Laborkontrollen** von Leber- und Pankreasenzymen, Elektrolyten, Blutgerinnung, Serum-Laktat; bei persistierend hohem oder wieder ansteigendem Blutlaktatspiegel weiter bestehende kritische Ischämie des Dünn- o. Dickdarmkonvoluts abklären
- **Abdomenkontrolle** mittels CT, bei schlanken Patienten mit Duplexsonografie, Angiografie zur Dokumentation des Behandlungserfolgs

#### Normalisierung der Verdauungsfunktionen nach 4–6 Wochen

18 % der Fälle zeigen mittelfristig eine erneute mesenteriale Ischämie, insbesondere nach arterieller Thrombose wegen des arteriosklerotischen Grundleidens.

#### Verlauf

Nur in der Frühphase (0–12 Stunden) sind akzeptable Behandlungsergebnisse zu erzielen.

**Ausprägung und klinische Rasanz sind abhängig von:**
- Typ und Anzahl der okkludierten Mesenterialgefäße
- Genese des Verschlussprozesses
- Ischämiedauer
- Ausmaß der Darmischämie

Trotz aller Interventionen beträgt die Letalität insgesamt 60–80 %; 76 % der Überlebenden haben eine sehr gute Prognose.

# 5 Management akutes Koronarsyndrom (STEMI/NSTEMI)

(Dr. med. T. Giesler)

Die Informationen dieses Kapitels basieren, sofern nicht anders angegeben, auf klinischer Erfahrung, Fachinformationen und folgenden Quellen:
Bassand 2007, DGK 2012a, DGK 2012b, ESC 2012a, Hamm 2009, Van de Werf 2008.

## 5.1 Definition und Diagnostik

**Definition**

Der Begriff „Akutes Koronarsyndrom" (ACS) beinhaltet die unmittelbar lebensbedrohlichen Formen der koronaren Herzerkrankung. Klinisch sind dies **die instabile Angina pectoris, der akute Myokardinfarkt mit ST-Strecken-Hebung (STEMI) und der akute Myokardinfarkt ohne ST-Strecken-Hebung (NSTEMI)**.
Die Unterscheidung der Patienten erfolgt in erster Linie anhand des EKGs und der herzmuskelspezifischen Enzyme.

**Klassische Formen des Thoraxschmerzes beim ACS:**
- Anhaltende (> 20 min) Angina pectoris (AP) in Ruhe
- Neu auftretende schwere AP (Klasse II oder III der Canadian Cardiovascular Society*)
- Kürzliche Destabilisierung einer bislang stabilen AP, die die normale körperliche Aktivität erheblich beeinträchtigt (mind. Stad. III der Canadian Cardiovascular Society*)
- AP nach Myokardinfarkt

**Unterscheidung von STEMI/NSTEMI anhand der Klinik allein ist nicht möglich!**

**EKG**

EKG mit 12 Ableitungen innerhalb der ersten 10 Minuten nach Arztkontakt (Wiederholung nach (3), 6 und 24 Stunden sowie bei erneuten Beschwerden)

**Ein normales EKG schließt einen NSTEMI nicht aus!**

**Labor**

**Troponin T/I** (Ergebnis spätestens nach 60 min; wenn negativ, Kontrolle in (3), 6, 12 h)

**Weitere Diagnostik**

Echokardiografie, CT, MRT, nuklearmed. Methoden optional (DD wie LE ausschließen)

**Risiko bestimmen**

Mit GRACE-Risk-Score Akut- und Langzeitrisiko bestimmen (→S. 70)

*CCS-Einteilung: Klasse I: Angina bei sehr starker körperlicher Anstrengung, II: leichte Einschränkung, Angina bei starker Anstrengung; III: mäßige Einschränkung, Beschwerden bei Alltagsaktivitäten; IV: schwere Einschränkung, Ruheangina

## 5.2 Einteilung STEMI/NSTEMI

### 5.2.1 Differenzierung der Formen des akuten Koronarsyndroms *DGK 2012a*

Stationäre Aufnahme
Brustschmerz
Arbeits-diagnose
Akutes Koronarsyndrom
EKG
Persistierende ST-Hebung
ST-/T-Veränderungen
EKG normal od. unspezifisch
Biochemie
Troponin Anstieg/Abfall
Troponin normal
Diagnose
STEMI
NSTEMI/Instabile Angina

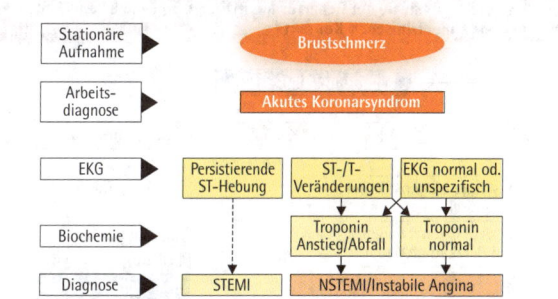

### 5.2.2 Entscheidungsalgorithmus beim akuten Koronarsyndrom *DGK 2012a*

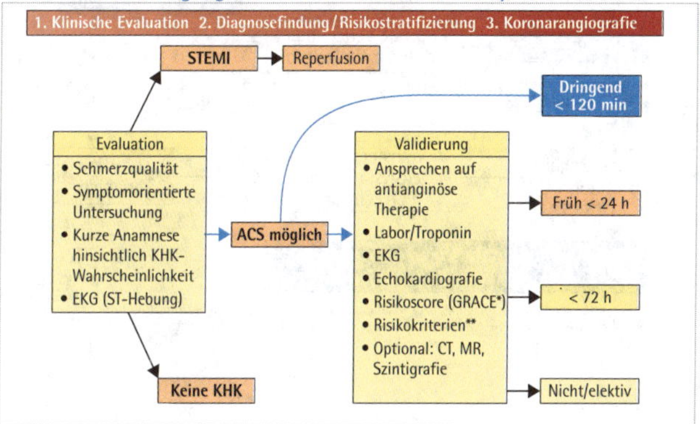

1. Klinische Evaluation 2. Diagnosefindung / Risikostratifizierung 3. Koronarangiografie
STEMI
Reperfusion
Dringend < 120 min
Evaluation
• Schmerzqualität
• Symptomorientierte Untersuchung
• Kurze Anamnese hinsichtlich KHK-Wahrscheinlichkeit
• EKG (ST-Hebung)
ACS möglich
Validierung
• Ansprechen auf antianginöse Therapie
• Labor/Troponin
• EKG
• Echokardiografie
• Risikoscore (GRACE*)
• Risikokriterien**
• Optional: CT, MR, Szintigrafie
Früh < 24 h
< 72 h
Nicht/elektiv
Keine KHK

*→S. 70; **siehe Fußnote S. 63.

## 5.3 Therapiealgorithmus STEMI  DGK 2012b, ESC 2012a

**Organisation der Patientenpfade für STEMI zur Beschreibung des prä- und intrahospitalen Vorgehens sowie der Reperfusionsstrategie innerhalb von 12 Stunden nach dem ersten medizinischen Kontakt**

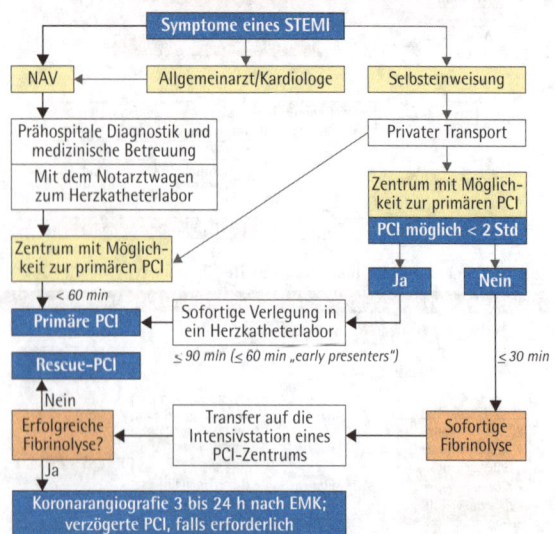

EMK = erster medizinischer Kontakt; NAV = Notarztversorgung; PCI = perkutane Koronarintervention; STEMI = Myokardinfarkt mit ST-Strecken-Hebung. Schwarze Linien zeigen den bevorzugten Patientenpfad.

## 5.4 Therapiealgorithmus NSTEMI *nach DGK 2012a*

### Initiale Evaluation
- Arbeitsdiagnose NSTEMI (Klinik, Anamnese, EKG)
- Labor (inkl. Troponin T/I, Kreatinin, Glukose, Hb, BB)

### Initiale Therapiemaßnahmen
- $O_2$ (4–8 l/min) wenn $SO_2$ < 95 %
- Nitrate s.l. oder i.v. (Cave, wenn $RR_{syst}$ < 90 mmHg)
- Morphin 3–5 mg i.v. oder s.c. bB

\+

### Checkliste: Behandlung bei V. a. ACS[a]
- Acetylsalicylsäure
- $P2Y_{12}$-Inhibitor
- Antikoagulation
- Orale Betablocker

### Diagnosevalidierung und Risikostratifizierung
- Ansprechen auf Therapie?
- Differenzialdiagnosen?
- Nierenfunktion?
- Risikobeurteilung: Blutungsrisiko (z. B. CRUSADE-Score[b]), ischämische Risikoscores (z. B. GRACE-Risk-Score[c])
- Verlaufskontrolle von Biomarkern
- Verlaufskontrolle EKG
- Echokardiografie

| Dringlich invasive Strategie | Frühinvasive Strategie | Invasive Strategie | Konservative Strategie |
|---|---|---|---|

### Checkliste: antithrombotische Therapie vor PCI[a]
- Acetylsalicylsäure
- $P2Y_{12}$-Inhibitor
- Antikoagulation
- GP-IIb/IIIa-Inhibitor

**Konservative Strategie: Keine oder elektive PCI**

| PCI < 120 min nach Erstkontakt | PCI < 24 h nach Erstkontakt | PCI < 72 h nach Erstkontakt | Keine oder elektive PCI |
|---|---|---|---|
| • Refraktäre/rezidiv. Angina trotz antianginös. Th.<br>• ST-Senkung > 2 mm od. tief neg. T-Wellen<br>• Hämodyn. Instabilität, klinische HI-Zeichen<br>• Vital bedrohliche Arrhythmien<br>• GP-IIb/IIIa-Inhibitor erwägen | • GRACE-Risk-Score[c] ≥ 140 und/oder<br>• mind. ein primäres Hochrisikokriterium[c] | • Geringes Akutrisiko (kein primäres Hochrisikokriterium[d])<br>• Keine wiederkehrenden Symptome | • Kein wiederkehrender Brustschmerz<br>• Keine klinischen HI-Zeichen<br>• Keine path. EKG-Veränderungen (auch im Verlauf)<br>• Keine Troponinerhöhung (auch im Verlauf)<br>• Keine induzierbare Ischämie<br>• Vor Entlassung: Belastungstest: induzierbare Ischämie? => weitere Th. planen |

[a]Details: →S. 67; [b]CRUSADE-Blutungsscore: →S. 71; [c]GRACE-Risk-Score:→S. 70; [d]Primäre Hochrisikokriterien: relev. Anstieg/Abfall Troponin, dynam. Veränderungen ST-Strecke od. T-Welle; sek. Hochrisikokriterien: Diabetes mellitus, NI (eGFR < 60 ml/min/1,73 m²), LVEF < 40 %, frühe Postinfarktangina, kurz zurückliegende PCI, Zustand nach ACB-OP, mittl. bis hoher GRACE-Risk-Score

## 5.5 Weiteres zu STEMI/NSTEMI

### 5.5.1 Ursachen/Risiko/Mortalität/Komplikationen

| Ursache/Pathophysiologie | |
|---|---|
| **STEMI** | **NSTEMI** |
| • Meist Verschluss eines Herzkranzgefäßes bei rupturiertem atherosklerotischen Plaque | • Koronarthrombose mit Myokardischämie durch flussbehindernde kritische Koronarstenosen bei rupturiertem/erodiertem atherosklerotischen Plaque |
| • Fibrinreicher Thrombus; Gefäß komplett okkludiert | • Plättchenreicher Thrombus; Gefäß partiell oder intermittierend okkludiert |
| • Seltene Ursachen: Koronarembolie, Spontandissektion | • Seltene Ursachen: Arteriitis, Trauma, Dissektion, Koronaranomalie, Kokain |

| Risiko/Mortalität | |
|---|---|
| **STEMI** | **NSTEMI** |
| • Außerhalb des KH: **ca. 1/4 der Patienten** (plötzlicher Herztod) | • Hohes Risiko für Auftreten eines STEMI und Tod |
| • Innerhalb des KH: zwischen **6 % u. 14 %** | • Innerhalb des KH: **3–5 %** |
| • Nach 6 Monaten ca.12 % | • Nach 6 Monaten vergleichbare Mortalität STEMI und NSTEMI (ca. 12 %) |
| Reduzierte Mortalität in den letzten Jahren (Verbesserung Reperfusionstherapie, primäre PCI, antithrombotische Therapie, Sekundärprävention) | |

| Komplikationen des akuten Myokardinfarkts | |
|---|---|
| • Kardiogener Schock<br>• Herzrhythmusstörungen (Vorhofflimmern, ventrikuläre Extrasystolie, ventrikuläre Tachykardie, Kammerflimmern, Bradykardien, AV-Blockierungen, Asystolie) | • Perikardtamponade (Ruptur li. Ventrikel)<br>• Papillarmuskelabriss mit akuter Mitralklappeninsuffizienz<br>• Ventrikelseptumdefekt<br>• Plötzlicher Herztod |

## Weiteres zu STEMI/NSTEMI

### 5.5.2 Medikamentöse Therapie bei STEMI

**Fibrinolyse**

| Fibrinolytische Therapie (STEMI) | |
|---|---|
| **Substanzen** | **Dosierung*** |
| Streptokinase (SK) | 1,5 Mio IE i.v. über 30–60 min |
| Alteplase (rt-PA) | **90-min-Infusionsschema, akzeleriert (Beginn ≤ 6 h)** |
| | > 65 kg KG<br>15 mg i.v. über 1–2 min<br>50 mg i.v. über 30 min<br>35 mg i.v. über 60 min<br>(max. 100 mg) — < 65 kg KG<br>15 mg i.v. Bolus über 1–2 min<br>0,75 mg/kg KG über 30 min<br>(max. 50 mg)<br>0,5 mg/kg KG über 60 min<br>(max. 35 mg) |
| | **3-h-Infusionsschema (Beginn 6–12 h)** |
| | 10 mg i.v. über 1–2 min<br>50 mg i.v. über 60 min<br>40 mg i.v. über 30 min<br>(maximal 100 mg über 3 h) |
| Reteplase (r-PA) | 10 U + 10 U i.v. als Bolus über 1–2 min im Abstand von 30 min |
| Tenecteplase (TNK-r-PA) | Einzelbolus i.v.<br>30 mg bei < 60 kg KG<br>35 mg bei 60–70 kg KG — 40 mg bei 70–80 kg KG<br>45 mg bei 80–90 kg KG<br>50 mg bei > 90 kg KG |

*Weitere Angaben zu Dosierung und KI siehe Fachinformationen, DGK 2012a, ESC 2012a.

**Antithrombotische Therapie**

| Antithrombotische Therapie bei primärer PCI (STEMI) | | |
|---|---|---|
| Kombination aus dualer Plättchenhemmung mit Acetylsalicylsäure, P2Y$_{12}$-Inhibitor und parenteralem Antikoagulans; zusätzlich GP-IIb/IIIa-Inhibitor bei Hochrisiko-PCI und niedrigem Blutungsrisiko | | |
| **Substanzen** | **Initiale Dosierung*** | **Erhaltungsdosis*** |
| Acetylsalicylsäure | 150–300 mg p.o. oder<br>80–150 mg i.v. | 75–100 mg/d p.o. |
| **P2Y$_{12}$-Inhibitor** | | |
| Clopidogrel | 600 mg p.o. | 75 mg/d p.o. |
| Prasugrel | 60 mg p.o. | 10 mg/d p.o. (< 60 kg: 5 mg/d;<br>> 75 J: siehe Fachinfo) |
| Ticagrelor | 180 mg p.o. | 90 mg 2 x/d |

*Weitere Angaben zu Dosierung und KI siehe Fachinformationen, DGK 2012a, ESC 2012a.

## 5 Management akutes Koronarsyndrom

### Antithrombotische Therapie bei primärer PCI (STEMI) (Fortsetzung)

| Substanzen | Initiale Dosierung* | Erhaltungsdosis* |
|---|---|---|
| **GP-IIb/IIIa-Inhibitor** | | |
| Abciximab | Bolus 0,25 mg/kg i.v. (10–60 min vor PCI) | 0,125 µg/kg/min über 12 h (max. 10 µg/min) |
| Eptifibatid | Bolus 180 µg/kg i.v., wdh. nach 10 min | 2 µg/kg/min bis 18 h nach PCI |
| Tirofiban | Bolus 25 µg/kg i.v. | 0,15 µg/kg/min über 18 h |
| **Antikoagulans** | | |
| UFH | Wenn kein GP-IIb/IIIa-Inhibitor geplant: Bolus 70–100 U/kg i.v.; wenn GP-IIb/IIIa-Inhibitor geplant: Bolus 50–60 U/kg i.v. | |
| Enoxaparin | Bolus 0,5 mg/kg i.v. | |
| Bivalirudin | Bolus 0,75 mg/kg i.v. | 1,75 mg/kg/h bis 4 h nach PCI, dann 0,25 mg/kg/h über 4–12 h falls nötig |

*Weitere Angaben zu Dosierung und KI siehe Fachinformationen, DGK 2012a, ESC 2012a.

### Antithrombotische Therapie bei Fibrinolyse (STEMI)

| Substanzen | Initiale Dosierung* | Erhaltungsdosis* |
|---|---|---|
| Acetylsalicylsäure | 150–500 mg p.o. oder 250 mg i.v. | |
| Clopidogrel | 300 mg p.o. (wenn ≤ 75 J) | 75 mg/d p.o. |
| UFH | Bolus 60 U/kg i.v. (max. 4000 U) | 12 U/kg i.v. über 24–48 h (max. 1000 U/h); Ziel-PTT: 50–70 sec oder 1,5-2-Fache im Vergleich zu Kontroll-PTT |
| Enoxaparin | < 75 J: Bolus 30 mg i.v.; > 75 J: kein i.v.-Bolus; 0,75 mg/kg s.c. (max. 75 mg) | < 75 J: 15 min. nach Bolus: 1 mg/kg s.c. alle 12 h (max. 8 d;1. und 2. Gabe: max. 100 mg) > 75 J: 0,75 mg/kg s.c. (1. und 2. Gabe: max. 75 mg) |
| Fondaparinux | Bolus 2,5 mg i.v. | 2,5 mg s.c./d bis zu 8 d |

*Weitere Angaben zu Dosierung und KI siehe Fachinformationen, DGK 2012a, ESC 2012a.

## Weiteres zu STEMI/NSTEMI

| Antithrombotische Therapie bei konservativer Therapie (STEMI) | |
|---|---|
| **Substanzen** | **Dosierung*** |
| Acetylsalicylsäure | 150–500 mg p.o. |
| Clopidogrel | 75 mg/d p.o. |
| UFH | Dosierung wie bei Fibrinolyse |
| Enoxaparin | |
| Fondaparinux | |

*Weitere Angaben zu Dosierung und KI siehe Fachinformationen, DGK 2012a, ESC 2012a.

### 5.5.3 Medikamentöse Therapie bei NSTEMI

| Antithrombotische Therapie bei Verdacht auf ACS | | |
|---|---|---|
| Thrombozytenaggregationshemmer sobald möglich beginnen: Acetylsalicylsäure (dauerhaft) in Kombination mit $P2Y_{12}$-Inhibitor; zusätzl. G-IIb/IIIa-Inhibitor bei Hochrisiko-PCI und niedrigem Blutungsrisiko; zusätzl. Antikoagulation bei allen Pat. mit NSTEMI empfehlen | | |
| **Substanzen** | **Initiale Dosierung*** | **Erhaltungsdosis*** |
| Acetylsalicylsäure | 150–300 mg (nicht magensaftresist. Form) | 75–100 mg/d (p.o. oder i.v.) |
| Anmerkung | Dauerhafte Gabe, unabhängig von Behandlungsstrategie | |
| $P2Y_{12}$-Inhibitor | | |
| Ticagrelor | 180 mg | 90 mg 2 x/d |
| Anmerkung | Bei allen Pat. mit moderatem bis hohem Risiko ischämischer Ereignisse unabh. v. Vorbehandlung u. Behandlungsstrategie; falls ACB-OP: wenn mgl., Ticagrelor 5 Tage vor OP absetzen | |
| Prasugrel | 60 mg | 10 mg/d |
| Anmerkung | Empfohlen, wenn keine Vorbehandlung mit $P2Y_{12}$-Inhibitor, bei bekannter Koronaranatomie u. geplanter PCI; falls ACB-OP: wenn mgl., Prasugrel 7 Tage vor OP absetzen | |
| Clopidogrel | 600 mg p.o. bei invasiver Strategie; 300 mg bei konservativer Therapie | 75 mg/d p.o. (150 mg/d während Tag 1–7 nach PCI) |
| Anmerkung | Gabe, wenn kein Ticagrelor oder Prasugrel mgl.; bei Beginn Ticagrelor: Clopidogrel absetzen; falls ACB-OP: wenn mgl., Clopidogrel 5 Tage vor OP absetzen | |

*Weitere Angaben zu Dosierung und KI siehe Fachinformationen, DGK 2012a, ESC 2012a.

## 5 Management akutes Koronarsyndrom

**Antithrombotische Therapie bei Verdacht auf ACS (Fortsetzung)**

| Substanzen | Initiale Dosierung* | Erhaltungsdosis* |
|---|---|---|
| **GP-IIb/IIIa-Inhibitor** | Nur bei Hochrisikopatienten vor PCI | |
| **Abciximab** | Bolus 0,25 mg/kg i.v. | 0,125 µg/kg/min über 12 h |
| Anmerkung | Bei instabiler AP: Beginn bis zu 24 h vor möglichem Eingriff bis 12 h nach Eingriff | |
| **Eptifibatid** | Bolus 180 µg/kg i.v. | 2 µg/kg/min bis zu 72 h oder bis ACB-OP oder bis Entlassung |
| Anmerkung | Kombination mit ASS bei geplanter PCI erwägen, wenn keine Vorbehandlung mit $P2Y_{12}$-Inhibitor | |
| **Tirofiban** | • Wenn keine PCI: ini. 0,4 µg/kg/min für 30 min<br>• Wenn PCI: Bolus 25 µg/kg i.v. | • Wenn keine PCI: 0,1 µg/kg/min für 48 h<br>• WennPCI: 0,15 µg/kg/min über 18 h |
| Anmerkung | Kombination mit ASS bei geplanter PCI erwägen, wenn keine Vorbehandlung mit $P2Y_{12}$-Inhibitor | |
| **Antikoagulans** | | |
| **Fondaparinux** | 2,5 mg/d s.c. | 2,5 mg/d s.c. |
| Anmerkung | Bei ini. Antikoagulation mit Fondaparinux ⇒ Einzeldosis UFH zum Zeitpunkt der PCI (85 IE/kg oder 60 IE/kg bei gleichzeitiger Th. mit GP-IIb/IIIa-Inhibitor) | |
| **Enoxaparin** | 1 mg/kg 2 x/d | 1 mg/kg 2x/d |
| Anmerkung | Falls Fondaparinux nicht verfügbar | |
| **UFH oder NMH** | • UFH: Ziel-PTT 50–70 sec<br>• NMH: entspr. Dosierung | |
| Anmerkung | Falls Fondaparinux und Enoxaparin nicht verfügbar | |
| **Bivalirudin** | 0,1 mg/kg i.v.; wenn PCI: Bolus 0,75 mg/kg i.v. | 0,25 mg/kg/h bis zu 72 h; siehe Fachinfo für Dosierung bei nachfolgender Intervention; wenn PCI: 1,75 mg/kg/h für Dauer des Eingriffs, ggf. weitere 4 h |
| Anmerkung | Bivalirudin und ggf. GP-IIb/IIIa-Inhibitor als Alternative zu UFH und GP-IIb/IIIa-Inhibitor bei sofortiger/früher invas. Th., v. a. bei hohem Blutungsrisiko | |

*Weitere Angaben zu Dosierung und KI siehe Fachinformationen, DGK 2012a, ESC 2012a.

## 5.5.4 Begleittherapie/Sekundärprävention

| Begleittherapie/Sekundärprävention | |
|---|---|
| **Substanzen** | **Indikation** |
| $O_2$ über Nasensonde oder Maske | 4–8 l/min bei $SO_2$ < 95 % |
| Morphin | 3–5 mg i.v. oder s.c. |
| Nitrate | s.l. oder i.v. (Cave bei RR < 90 mmHg) |
| Acetylsalicylsäure | Lebenslang |
| $P2Y_{12}$-Inhibitor | Dauer: 12 Monate |
| Betablocker | Akut: bei Tachykardie oder art. Hypertonie, wenn keine HI-Zeichen<br>Langfristig: bei reduzierter LVEF |
| ACE-Hemmer/Angiotensin-Rezeptor-Antagonist | Bei reduzierter/ggf. auch bei erhaltener LVEF |
| Aldosteronantagonist/Eplerenon | Bei LVEF ≤ 35 % und Diabetes mellitus oder Herzinsuffizienz (nicht bei Niereninsuffizienz; Cave: Hyperkaliämie) |
| Statin | Ziel-LDL: < 70 mg/dl (1,8 mmol/l) |
| PPI | Bei Risiko für gastrointestinale Blutung (bevorzugt **nicht** Omeprazol) |
| Lebensstil | Gewichtsreduktion, Raucherentwöhnung, kardiovaskuläre Risikofaktoren, mediterrane Kost, körperliche Bewegung, ggf. Optimierung von RR, BZ und Lipidstatus |

*Weitere Angaben zu Dosierung und KI siehe Fachinformationen, DGK 2012a, ESC 2012a.

## 5 Management akutes Koronarsyndrom

### 5.5.5 Mortalitätsrisiko: GRACE-Risk-Score

**GRACE-Risk-Score (6-Monats-Mortalität nach akutem Koronarsyndrom)**

| Anamnese | Pkte | Werte bei Aufnahme | Pkte | Werte im Krankenhaus | Pkte |
|---|---|---|---|---|---|
| 1. Alter (Jahre) | | 4. Ruhepuls (Schläge/min) | | 6. Erstes Serum-Kreatinin (mg/dl) | |
| ≤ 29 | 0 | ≤ 49,9 | 0 | 0–0,39 | 1 |
| 30–39 | 0 | 50–69,9 | 3 | 0,4–0,79 | 3 |
| 40–49 | 18 | 70–89,9 | 9 | 0,8–1,19 | 5 |
| 50–59 | 36 | 90–109,9 | 14 | 1,2–1,59 | 7 |
| 60–69 | 55 | 110–149,9 | 23 | 1,6–1,99 | 9 |
| 70–79 | 73 | 150–199,9 | 35 | 2,0–3,99 | 15 |
| 80–89 | 91 | ≥ 200 | 43 | ≥ 4,0 | 20 |
| ≥ 90 | 100 | | | | |
| 2. Z.n. HI | 24 | 5. RR systolisch (mmHg) | | 7. ST-Streckensenkung | 11 |
| 3. Z.n. MI | 12 | ≤ 79,9 | 24 | 8. Erhöhte herzmuskel-spezifische Enzyme | 15 |
| | | 80–99,9 | 22 | 9. Keine PCIs | 14 |
| | | 100–119,9 | 18 | | |
| | | 120–139,9 | 14 | | |
| | | 140–159,9 | 10 | | |
| | | 160–199,9 | 4 | | |
| | | ≥ 200 | 0 | | |
| **Punkte aus 1–3:** | | **Punkte aus 4 und 5:** | | **Punkte aus 6–9:** | |
| **Gesamtpunktzahl:** | | | | | |

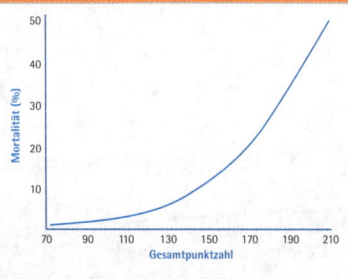

Für weitere Informationen zum GRACE-Risk-Score siehe
http://www.outcomes-umassmed.org/grace.

## 5.5.6 CRUSADE-Blutungsscore

### CRUSADE-Blutungsscore

| Parameter | Score | Parameter | Score |
|---|---|---|---|
| **Baseline Hämatokrit (%)** | | **Systolischer Blutdruck (mmHg)** | |
| < 31 | 9 | ≤ 90 | 10 |
| 31–33,9 | 7 | 91–100 | 8 |
| 34–36,9 | 3 | 101–120 | 5 |
| 37–39,9 | 2 | 121–180 | 1 |
| ≥ 40 | 0 | 181–200 | 3 |
| | | ≥ 201 | 5 |
| **Kreatinin-Clearance[a] (ml/min)** | | **Herzfrequenz (Schläge/min)** | |
| ≤ 15 | 39 | ≤ 70 | 0 |
| > 15–30 | 35 | 71–80 | 1 |
| > 30–60 | 28 | 81–90 | 3 |
| > 60–90 | 17 | 91–100 | 6 |
| > 90–120 | 7 | 101–110 | 8 |
| > 120 | 0 | 111–120 | 10 |
| | | ≥ 121 | 11 |
| **Zeichen der Herzinsuffizienz bei Aufnahme** | | **Bekanntes Gefäßleiden[b]** | |
| Nein | 0 | Nein | 0 |
| Ja | 7 | Ja | 6 |
| **Geschlecht** | | **Diabetes mellitus** | |
| Männlich | 0 | Nein | 0 |
| Weiblich | 8 | Ja | 6 |

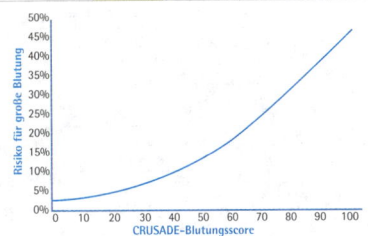

Printed with permission. Sumeet Subherwal et al., Coronary Heart Disease: Baseline Risk of Major Bleeding in Non-ST-Segment-Elevation Myocardial Infarction: The CRUSADE (Can Rapid risk stratification of Unstable angina patients Suppress ADverse outcomes with Early implementation of the ACC/AHA guidelines) Bleeding Score. Circulation. 2009; 119: 1873–1882.

# 6 Management Schlaganfall

(Prof. Dr. med. M. Jauß, Prof. Dr. med. G. Seidel)

Die Informationen dieses Kapitels basieren, sofern nicht anders angegeben, auf klinischer Erfahrung, Fachinformationen und folgenden Quellen:
AWMF 030/046, Diener/Weimar 2012, ESC 2012c, Jauß/Seidel 2013.

## 6.1 Vorgehen im zeitlichen Verlauf *nach AWMF 030/046*

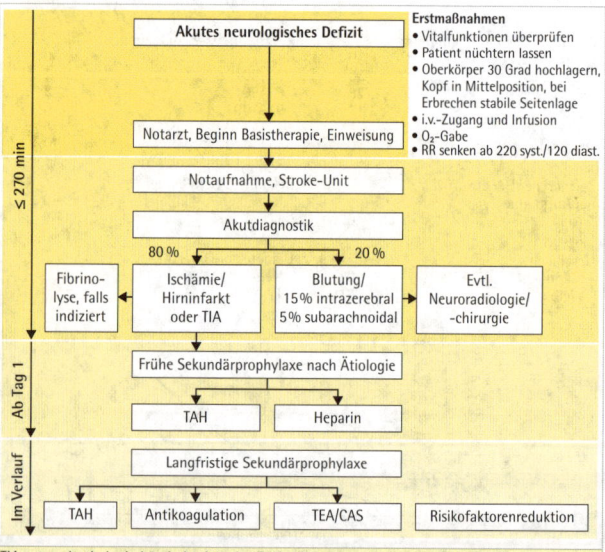

TIA = transitorische ischämische Attacke; TAH = Thrombozytenaggregationshemmer;
TEA = Carotis-Thrombendarteriektomie; CAS = Carotis-Arterien-Stenting

## 6.2 Präklinische Diagnostik und Monitoring

### Präklinische Diagnostik und Monitoring beim akuten Schlaganfall

| | | |
|---|---|---|
| **Diagnostik** | **Anamnese** | |
| | Akutes Ereignis | Zeitpunkt, Uhrzeit, plötzlicher Beginn, spontane Besserung, epileptischer Anfall |
| | Risikofaktoren | Bluthochdruck, Diabetes mellitus, Rauchen, Fettstoffwechselstörung |
| | Vorerkrankungen | Vorangegangener Schlaganfall, Operationen in den letzten 3 Monaten, Blutungen; Tumorerkrankungen |
| | Medikamente | Letzte Einnahme von gerinnungshemmenden Medikamenten wie oralen Antikoagulanzien oder Thrombozytenfunktionshemmern |
| | **Orientierende körperliche Untersuchung** | |
| | Vigilanz | Wach/somnolent, soporös, komatös |
| | FAST-Status | • **F**ace: Gesichtslähmung? (Patient z. B. bitten zu lächeln)<br>• **A**rm: Absinken eines Arms im Armhalteversuch über 10 sec?<br>• **S**peech: Sprache verwaschen? (Pat. einfachen Satz sagen lassen)<br>• **T**ime: Zeitverlust vermeiden, wenn einer der o. g. Punkte positiv |
| **Monitoring** | **Transport in geeignete Klinik** | |
| | Blutdruck | Möglichst an nicht paretischer Extremität messen |
| | Puls | Dokumentieren |
| | Exsikkose | Hautfalten |
| | EKG-Monitoring | Dokumentieren |
| | Pulsoximetrie | Dokumentieren |
| | Blutzucker | Dokumentieren |

### Hauptsymptome des Schlaganfalls

- Akute Bewusstseinsstörung
- Akuter Kopfschmerz
- Plötzliche Schwäche oder Taubheit des Gesichts, eines Arms oder Beins
- Plötzliches Auftreten von Doppelbildern, Gesichtsfeldeinschränkungen oder Sehverlust auf einem oder beiden Augen

# 6 Management Schlaganfall

- Sprach- oder Sprechstörungen
- Neu auftretende Gleichgewichtsstörungen, Gangstörungen oder Koordinationsverlust

Häufig kündigen sich die Symptome in einer milden Form an oder bestehen nur vorübergehend. Auch in solchen Fällen sollte die Einlieferung in eine Klinik mit Stroke-Unit oder interdisziplinärer Schlaganfallversorgung erfolgen.

## 6.3 Präklinische Therapie

| Präklinische Therapie beim akuten Schlaganfall | |
|---|---|
| **Allgemeinmaßnahmen** | |
| Vitalfunktionen prüfen/sichern | Atemwege, Beatmung, Zirkulation sichern |
| Patient nüchtern lassen | |
| Schonung der gelähmten Seite | Stabile Lagerung |
| Lagerung | Oberkörper 30 Grad hochlagern, Kopf in Mittelposition, Seitenlagerung bei Erbrechen |
| Anlage eines sicheren peripheren i.v.-Zugangs | Möglichst an nicht paretischer Seite |
| Infusion | Vollelektrolytlösung: Ringer; 0,9 % NaCl i.v. |
| **Atmung** | |
| Oxygenierung sichern | Oronasale $O_2$-Applikation: 2–4 l/min; Cave: bei COPD nur 1–2 l/min, $SpO_2$-Monitoring |
| | Ggf. Intubation und Beatmung |

## Präklinische Therapie beim akuten Schlaganfall (Fortsetzung)

### Kreislauf

| | |
|---|---|
| RR – kontinuierlich messen | Engmaschige Kontrollen, automatisch messen |
| Bei RR > 220 mmHg syst. oder RR > 120 mmHg diast. | Vorsichtige Senkung, z. B. mit Urapidil 12,5 mg i.v. initial, dann titrieren; Ziel: 180–200 mmHg syst. |
| Bei RR < 220 mmHg syst. | Keine Blutdrucksenkung |
| Bei Hypotonie < 120 mmHg und syst. hämodynamischen Fluktuationen | Volumengabe, z. B. Kristalloide (Cave kardiale Dekompensation); ggf. Katecholamine, z. B. Noradrenalin |
| Bei Exsikkose | Volumengabe: Ringer; 0,9 % NaCl |

### Metabolismus

| | |
|---|---|
| Bei Blutzucker < 60 mg/dl | 30 ml Glukose 40 % i.v. |
| Bei Blutzucker < 200 mg/dl | Engmaschige Kontrollen |
| Bei Blutzucker > 200 mg/dl und < 300 mg/dl | 4 IE Altinsulin s.c.; Zielbereich: ein BZ von 100–160 mg/dl |
| Bei Blutzucker > 300 mg/dl | 8 IE Altinsulin s.c. |

### Temperatur

| | |
|---|---|
| Hyperthermie behandeln (> 37,5 °C) | Physikalische Maßnahmen: Coolpacks, Wadenwickel; Paracetamol Supp. oder i.v. |

### Logistik

- Angehörige ggf. mit in die Klinik nehmen: Fremdanamnese, Einverständnis Lyse etc.
- Medikamente des Patienten mitnehmen/aufschreiben
- Telefonnummern der Angehörigen, des Hausarztes dokumentieren
- Zielkrankenhaus auswählen und über Funk/Handy verständigen

### Anforderungen Zielkrankenhaus

- Falls möglich: Klinik mit Stroke-Unit oder mit spezialisiertem Schlaganfallteam: Notaufnahme, interdisziplinäres Schlaganfallteam
- Zerebrale Bildgebung: CT einsatzbereit
- Farbduplexsonografie, Echokardiografie
- Ggf. Stroke-Unit
- Evtl. Intensivstation (z. B. Vigilanzstörung, Ateminsuffizienz)

# 6 Management Schlaganfall

## 6.4 Klinische Akutdiagnostik

### 6.4.1 Übersicht

| Akutdiagnostik | |
|---|---|
| **Methode** | **Indikation/Fragestellung** |
| **Anamnese** | Verlauf? Zeitfenster? Risikofaktoren? Begleiterkrankungen? |
| **Neurologische Untersuchung** | Vigilanzstörung? Ausgangsbefund? Verlaufsbeurteilung? Vorderes, hinteres Strombahngebiet? |
| **Internistische Untersuchung** | Exsikkose? Lungenödem? Herzgeräusche? Strömungsgeräusche über Carotiden? Osler-splits? Blutungsneigung? Periphere Thrombose? |
| **Notfalllabor** | |
|     Hämoglobin, Hämatokrit | Anämie, Exsikkose, Polyglobulie? |
|     Leukozyten, CRP | Allgemeine Entzündung? |
|     Thrombozyten | Thrombozytämie, Thrombozytopenie? |
|     Quick/INR, PTT | Gerinnungsstörung? |
|     CK, CK-MB, Troponin-T | Myokardinfarkt? |
|     Glukose | Hypoglykämie, Diabetes mellitus? |
|     $Na^+$, $K^+$, ggf. BGA | Metabolische Entgleisung? |
|     Kreatinin | Nierenfunktionsstörung? |
|     Evtl. Blutgruppenbestimmung | Falls operative Entlastung/Fibrinolyse geplant |
|     Toxikologisches Screening | Alkohol im Serum? Urinuntersuchung? |
| **EKG** | Vorhofflimmern? Myokardinfarkt? |
| **Kraniale Computertomografie (CT-Angiografie, CT-Perfusion), MRT** | Intrazerebrale, subarachnoidale Blutung? Frühe Infarktzeichen? Hyperdenses Mediazeichen? Hirndruck? Mismatch? Frische Infarkte (DWI-MRT)? Dissektion (T1, fettunterdrückte Darstellung der Halsweichteile)? |
| **Farbduplex-Sonografie** | Extra-/intrakranielle Hirnarterien: Stenosen, Verschlüsse, Kollateralen? |
| **Röntgen-Thorax** | Herzgröße? Lungenstauung? |
| Aufnahme auf **Stroke-Unit**, ggf. Intensivstation | Monitoring: RR, EKG, $O_2$-Sättigung, Temperatur, Blutzucker |

## 6.4.2 Ausschluss Stroke Mimics

„Stroke Mimics" in der Notaufnahme vor zerebraler Bildgebung

| Zielsyndrom: fokalneurologisches Defizit mit Dauer über 1 h mit oder ohne Störung der Kognition oder des Bewusstseins *modifiziert nach Libman 1995* | | |
|---|---|---|
| **Krankheit** | **Klinik** | **Apparative Zusatzdiagnostik** |
| **Epileptische Anfälle/ Todd´sche Parese** | Typische Anamnese, Zungenbiss, ggf. Parese oder Aphasie | EEG, CCT oder besser MRT |
| **Systemische Infektion** | Fieber, ggf. Bewusstseinsstörung, Entzündungsfokus (z. B. Harnwege, Lunge) | Temperaturmessung, Labor (BB, CRP …), Fokussuche (Rö-Thorax …) |
| **Migräne mit Aura** | Meist Aphasie, Gesichtsfeldausfall, Hemiparese, Sensibilitätsstörungen, ggf. von Kopfschmerzen gefolgt; meist positive Anamnese bezüglich Migräne vorhanden | MRT: Ausschluss ischämische Läsion, kein spezifischer Test vorhanden |
| **Raumforderung** | Beispiele: Subduralhämatom, Hirnabszess, ZNS-Lymphom, hirneigener Tumor oder Hirnmetastase | CCT ggf. mit KM oder MRT |
| **Metabolische Dekompensation/ Elektrolytentgleisung** | • Meist Bewusstseinsstörung bzw. allgemeine Adynamie im Vordergrund, ggf. fokal neurologische Ausfälle<br>• Zahlreiche Ursachen möglich, z. B. Hyperglykämie, Hyponatriämie, hepatische oder urämische Enzephalopathie<br>• Hypoglykämie: Bewusstseinsstörung, Verwirrtheitszustände, untypische motorische Äußerungen möglich (dystone Bewegungen, Myoklonien, wechselnder Muskeltonus) | Labor (Blutzucker, Natrium, Kalzium, Ammoniak, Harnstoff, Kreatinin, TSH, Ethanol, ggf. Drogen- und Intoxikationsscreening) |

## 6 Management Schlaganfall

| Zielsyndrom: fokalneurologisches Defizit mit Dauer über 1 h (Fortsetzung) | | |
|---|---|---|
| **Krankheit** | **Klinik** | **Apparative Zusatzdiagnostik** |
| **Benigner paroxysmaler Lageschwindel** | Typische Klinik und Befund (mit Latenz einsetzender Crescendo-Decrescendo-Nystagmus nach raschem Lagewechsel, Schwindel provozierbar durch Lagerungsmanöver) | Keine |
| **Akute Vestibulopathie/M. Menière** | Akut einsetzender persistierender Drehschwindel, persistierender Spontannystagmus, Kopf-Impuls-Test positiv, bei zusätzlichen Hörstörung: M. Menière | Kalorische Spülung (HNO-Arzt) |
| **Funktionelle („psychogene") Paresen** | Akut aufgetretene (dramatisch oder mit auffallender Indifferenz präsentierte) Parese, zeitl. Zusammenhang mit psychogener Konfliktsituation; wechselnde, inkonstante Innervation bei der Kraftprüfung; sensible Störungen oft den von Laien wahrgenommenen Begrenzungen von Körperteilen entsprechend (z. B. handschuh- oder ärmelförmig). | Ausschlussdiagnostik mit Bildgebung (CT, besser MRT, ggf. auch spinales MRT durchführen), sorgfältige klinische Untersuchung und Krankenbeobachtung, z. B. auf situativ variable Minderbewegungen, Exploration einer Konfliktsituation |
| **Kardiale Dekompensation** | Anamnese, pulmonaler und kardialer klinischer Befund | Rö-Thorax, EKG, Herzecho |
| **Selten:** Schädel-Hirn-Trauma, chronisch subdurales Hämatom, Enzephalitis, transitorische globale Amnesie (TGA), Demenz, Delir, multiple Sklerose, Myasthenia gravis, periphere Neuropathie, (dekompensierter) Parkinsonismus, hypertensive Enzephalopathie, posteriores reversibles Enzephalopathie-Syndrom (PRES) | | |

## 6.4.3 NIH Stroke Scale Brott 1989

**National Institutes of Health Stroke Scale (NIHSS)**
**NIH-Stroke-Scale nach Brott – deutsche Kurzfassung**
Standardisierte Dokumentation der neurologischen Ausfälle zur Verlaufsbeurteilung

| Item | Punktwert | | | | |
|---|---|---|---|---|---|
| | 0 | 1 | 2 | 3 | 4 |
| 1a. Bewusstsein | Wach | Somnolent | Soporös | Komatös | – |
| 1b. Fragen (akt. Monat/ Alter des Pat.) | Zwei korrekt | Eine korrekt | Zwei inkorrekt | – | – |
| 1c. Aufforderung (Augen auf/ Hand schließen) | Zwei korrekt | Eine korrekt | Zwei inkorrekt | – | – |
| 2. Bulbusbewegung | o.p.B. | Partielle Blickparese | Komplette Blickparese od. fixierte Déviation conjugée | – | – |
| 3. Gesichtsfeld | o.p.B. | Partielle Hemianopsie | Komplette Hemianopsie | Bilaterale Hemianopsie | – |
| 4. Fazialisparese | o.p.B. | Diskret | Ausgeprägt | Komplett | – |
| 5. Arm (90 Grad) [9* = nicht beurteilbar (Amputation o. Ä.)] | o.p.B. | Pronieren oder Absinken in 10 sec | Kann nicht über 10 sec gehalten werden | Kein Anheben gegen Schwerkraft | Keine willkürliche Bewegung |
| 6. Bein [9* = nicht beurteilbar (Amputation o. Ä.)] | o.p.B. | Absinken in 5 sec | Kann nicht über 5 sec gehalten werden | Kein Anheben gegen Schwerkraft | Keine willkürliche Bewegung |
| 7. Ataxie [9* = nicht beurteilbar (Amputation, Koma, Hemiplegie)] | o.p.B. | Eine Extremität | Zwei oder mehr Extremitäten | – | – |
| 8. Sensibilität | o.p.B. | Partieller Verlust | Schwerer bis kompletter Verlust (auch bei Koma) | – | – |

*9 wird eingetragen, aber nicht zum Score gezählt. **Visuell bei Aphasie/Hemianopsie wird nicht berücksichtigt. o.p.B. = ohne pathologischen Befund.

# 6 Management Schlaganfall

## National Institutes of Health Stroke Scale (NIHSS) (Fortsetzung)

| Item | Punktwert | | | | |
|---|---|---|---|---|---|
| | 0 | 1 | 2 | 3 | 4 |
| 9. Sprache | o.p.B. | Leichte bis mäßige Aphasie | Schwere Aphasie | Jargon/stumm (auch bei Koma) | – |
| 10. Sprechen [9* = nicht beurteilbar (stumm, komatös, intubiert o.Ä.)] | o.p.B. | Leichte bis mäßige Dysarthrie | Schwere Dysarthrie | – | – |
| 11. Neglect (visuell/sensibel) | o.p.B.** | Unimodal | Polymodal | – | – |

*9 wird eingetragen, aber nicht zum Score gezählt; **visuell bei Aphasie/Hemianopsie wird nicht berücksichtigt; o.p.B. = ohne pathologischen Befund

### 6.4.4 Weiterführende Diagnostik

| Weiterführende Diagnostik (fallabhängig) | |
|---|---|
| **Labor, Biopsien** | |
| Gerinnungsdiagnostik | Thrombinzeit, Ecarinzeit, AT-III, Protein-C-, Protein-S-Defekte, F-V-Leiden-Mutation, Prothrombin-Gen-Mutation, APC-Resistenz |
| Screening auf weitere Risikofaktoren | Gesamtcholesterin, HDL-, LDL-Cholesterin, TG, HbA1c, Schwangerschaftstest |
| Verdacht auf Hashimoto-Enzephalopathie | TSH, TPO-, TRAK- und TG-Antikörper |
| Verdacht auf zerebrale Vaskulitis | Biopsie von Meningen, A. temporalis, Liquoruntersuchung |
| Verdacht auf Autoimmunerkrankung/Vaskulitis | Zum Ausschluss SLE, M. Wegener, Churg-Strauss-Syndrom: Lupus-Antikoagulans-AK, Antikardiolipin-AK, Anti-B2-Glykoprotein-AK, Vaskulitis-Screening, ANA, Anti-ds-DNA, ENA, Komplement, ANCA, Kryoglobuline |
| Verdacht auf infektiöse Genese | Borrelien, Lues, Mykoplasmen, Chlamydien, VZV, CMV, Hepatitis B/C, HIV, Toxoplasmose, Zystizerkose |

## Klinische Akutdiagnostik

| Weiterführende Diagnostik (Fortsetzung) | |
|---|---|
| **Labor, Biopsien (Fortsetzung)** | |
| Verdacht auf spezielle Syndrome | • Sichelzellanämie: Hämoglobin-E-Phorese und Gentest<br>• M. Fabry: GLA-Aktivität, Gentest<br>• CADASIL: Hautbiopsie, Gentest<br>• CARASIL: Hautbiopsie, HTRA 1<br>• MELAS: Urinanalyse, Muskelbiopsie<br>• HANAC-Syndrom: COL4A1-Mutation<br>• RCVL: TREX1-Gen |
| **Technische Untersuchungen** | |
| Farbduplex-Sonografie (extra- u. intrakraniell) | Plaques? Dissektion? Grad der Stenose? Verschluss? |
| **Kraniale MRT** | |
| T1, T1 + KM, T2 | Nachweis kleiner Ischämien, v. a. Hirnstamm, septische Embolien |
| Perfusion | Nachweis akuter Infarkte, Diffusions-Perfusions-Mismatch |
| MR-Angio | Intrakranielle Gefäßstenosen, Sinus-/Venen-Thrombose |
| Evtl. Angiografie | Ausmaß Gefäßstenosen? Vaskulitis? Aneurysma? AV-Malformation? Sinus-/Venen-Thrombose? |
| Echokardiografie | Ausschluss/Nachweis kardialer Emboliequelle, Endokarditis, offenes Foramen ovale, Atherosklerose des Aortenbogens |
| Langzeit-EKG | Intermittierende, emboligene Rhythmusstörungen |

# 6 Management Schlaganfall

## 6.5 Klinische Therapie

### 6.5.1 Basismaßnahmen

| Basistherapie beim akuten Hirninfarkt | |
|---|---|
| **Parameter** | **Maßnahmen** |
| **Atmung**<br>Oxygenisierung sicherstellen,<br>Normokapnie anstreben | • Oronasale $O_2$-Appl.: 2–4 l/min,<br>  Cave: bei COPD nur 1–2 l/min<br>• Ggf. Intubation und Beatmung |
| **Blutdruck** | |
| Zielwerte bei **Hirninfarkt**:<br>• Systolischer Blutdruck 180–220 mmHg<br>• Diastolischer Blutdruck 105–120 mmHg<br>• Vor, während und nach Fibrinolyse:<br>  ≤ 185/110 mmHg | Systolischer Blutdruck ≥ 220 mmHg **und/oder** diastolischer Blutdruck 120–140 mmHg bei wiederholten Messungen:<br>• Captopril 6,25–12,5 mg p.o./i.m.<br>• Urapidil 10–50 mg i.v.,<br>  anschließend 4–8 mg/h i.v<br>• Clonidin 0,15–0,3 mg i.v./s.c.<br>• Dihydralazin 5 mg i.v. + Metoprolol<br>  1–5 mg<br>Diastolischer Blutdruck ≥ 140 mmHg:<br>• Nitroglyzerin 5 mg i.v., gefolgt von<br>  1–4 mg/h i.v. Natriumnitroprussid<br>  1–2 mg |
| Zielwerte bei **Hirnblutung**:<br>< systol. 140 mmHg | Grenzwerte zum Beginn der antihypertensiven Therapie:<br>- Bekannte arterielle Hypertonie:<br>  RR ≥ 170/100 mmHg (MAD < 125 mmHg)<br>- Keine arterielle Hypertonie:<br>  RR ≥ 150/90 mmHg (MAD < 110 mmHg)<br>• Urapidil 12,5 mg Bolus i.v.,<br>  dann titrieren |
| **Parameter** | **Maßnahmen** |
| Bei Hypotonie oder<br>hämodynamischen Fluktuationen | • Volumentherapie (Plasmaexpander)<br>• Katecholamine (Dopamin, Dobutamin, Noradrenalin)<br>• Cave: KHK, Herzinsuffizienz,<br>  pulmonalvenöse Stauung |
| **Blutzucker**<br>Zielbereich ≤ 200 mg/dl | BZ > 200 mg/dl: Insulintherapie s.c./i.v. |
| **Temperatur**<br>Zielbereich ≤ 37,5 °C | ≥ 37,5 °C: physikalische Maßnahmen;<br>Paracetamol i.v. oder Supp. |

# Klinische Therapie 83

### 6.5.2 Weiterführende Therapie: Fibrinolyse

**Durchführung der Fibrinolyse**

Je nach apparativen und therapeutischen Möglichkeiten der behandelnden Klinik kann die Fibrinolyse bei akutem Hirninfarkt verschieden gestaltet werden. Lediglich die systemische Fibrinolyse im 4,5-h-Zeitfenster (A) ist ein zugelassenes und nachgewiesen wirksames Verfahren.
Alle übrigen Prozeduren (B) stellen wissenschaftlich basierte individuelle Heilkonzepte (individueller Heilversuch → kein zugelassenes Therapieverfahren) unterschiedlicher Einrichtungen dar.

---

**A) Einrichtung mit CCT-Diagnostik und neurointensiv medizinischer Expertise als Minimalanforderung**

> Plötzlich aufgetretenes fokalneurologisches Defizit oder Bewusstseinsstörung, Verdacht auf Schlaganfall
>
> ↓
>
> Anamnese/neurologische und internistische Untersuchung/Notfalllabor
>
> ↓
>
> - Behinderndes Defizit ohne spontane deutliche Rückbildung
> - Zeitfenster Symptombeginn bis Lysetherapiebeginn < 4,5 h
> - Kein Hinweis auf „Stroke Mimics"*
> - Keine allgemeinen Fibrinolyse-Kontraindikationen
>
> ↓
>
> CT
>
> ↓
>
> Ausschluss Hirnblutung und Hirninfarktfrühzeichen < 1/3 MCA
>
> ↓
>
> IV Fibrinolyse rt-PA (0,9 mg/kg KG, max. 90 mg, 10% als Bolus, 90% über 1 h i.v.)

Gelb = durchzuführende Maßnahmen; weiß = Interpretationen und Schlussfolgerungen;
IV Fibrinolyse = systhemische Fibrinolyse; IA Fibrinolyse = lokale Fibrinolyse.
*Stroke Mimics: → S. 77

# 6 Management Schlaganfall

B) Einrichtung mit Stroke-CT (CCT, CTA, CT-Perfusion) und/oder Stroke-MRT-Diagnostik mit Möglichkeit zur endovaskulären Behandlung

Plötzlich aufgetretenes fokalneurologisches Defizit oder Bewusstseinsstörung, Verdacht auf Schlaganfall

Anamnese/neurologische und internistische Untersuchung/Notfalllabor

Behinderndes Defizit ohne spontane deutliche Rückbildung, kein Hinweis auf „Stroke Mimics" und keine allgemeinen Fibrinolyse-Kontraindikationen

**Keine Basilaristhrombose/-embolie**

| Zeitfenster ≤ 4,5 h | Zeitfenster 4,5–6 h |
|---|---|
| CCT/„Stroke"-CT | „Stroke"-MRT/-CT |

**Basilaristhrombose/-embolie**

Koma < 6 h

CCT mit CTA

Ausschluss Hirnblutung

| Infarktfrühzeichen < 1/3 MCA | DWI-Läsion < 1/3 MCA und Mismatch ≥ 20% | BA-Verschluss ohne größeren frischen Infarkt |
|---|---|---|

IV Fibrinolyse rt-PA (0,9 mg/kg KG, max. 90 mg, 10% als Bolus, 90% über 1 h i.v.). Bei Karotis-T-Verschluss (CTO) oder prox. M1-Verschluss: endovaskuläre Behandlung erwägen, insbesondere, wenn keine Rekanalisation < 30 min nach Bolusgabe eintritt [Altersgrenze ≤ 80 Jahre]

IA Therapie nicht möglich oder kein BA-Verschluss

Bridging: systemische und lokale Fibrinolyse ggf. kombiniert mit Thrombektomie

Gelb = durchzuführende Maßnahmen, weiß = Interpretationen und Schlussfolgerungen.

# Klinische Therapie

## Überwachung bei systemischer Fibrinolyse

- Auf der Stroke-Unit oder Intensivstation
- Innerhalb der ersten 24 h nach Beginn der systemischen Fibrinolyse

| Überwachung | 1. Stunde (während der Lyse) | 2.–24. Stunde (post Lyse) |
|---|---|---|
| Neurologischer Status (NIHSS) | Komplett vor Lysebeginn, dann motor. Scores alle 15 min | Ende der 2. h, dann 4-stündlich |
| Vigilanz/Pupillen | Alle 15 min | Stündlich |
| Blutdruck | Alle 15 min | 1.–2. h alle 15 min, dann stündl. |
| EKG-, Respirations- + SpO$_2$-Monitoring | Kontinuierlich | Kontinuierlich |

## Ein- und Ausschlusskriterien

Bei jedem Patienten mit akutem Hirninfarkt müssen die Ein- und Ausschlusskriterien zur Fibrinolysetherapie geprüft werden!

> Bei Lysekandidaten muss intrahospital eine „door to needle time"
> von unter 60 (besser < 30) Minuten eingehalten werden;
> **„Time is brain!"**

| Systemische Fibrinolyse | Bridging/Thrombektomie bei A.-basilaris-Verschluss |
|---|---|
| **Einschlusskriterien** | |
| • Akute zerebrale Ischämie<br>• Keine deutliche spontane Besserung<br>• (Biologisches) Alter ≤ 80 Jahre<br>• Zeitfenster<br>  - Bis 4,5 h:<br>    - Wirksamkeit für systemische Lyse belegt<br>    - CCT 0–4,5 h Zeitfenster: normal oder Infarktfrühzeichen in weniger als 1/3 des MCA-Territoriums<br>  - 4,5–6 h:<br>    - Systemische Lyse als individueller Heilversuch („Off-Label-Use")<br>    - Stroke-MRT oder Stroke-CT 4,5–6 h Zeitfenster: DWI-Läsion ≤ 1/3 MCA-Territorium, keine Hirnblutung, nachweisbares DWI-PWI-Mismatch > 20% oder CBV-TTP(MTT)-Mismatch | • Progrediente (fluktuierende) Hirnstammsymptomatik<br>• Zeitfenster: CCT-Befund und Zustand des Patienten sind ausschlaggebend; bei Koma nicht länger als 6 h<br>• (Biologisches) Alter ≤ 80 Jahre |

# 6 Management Schlaganfall

| Systemische Fibrinolyse | Bridging/Thrombektomie bei A.-basilaris-Verschluss |
|---|---|
| **Ausschlusskriterien** | |
| **Zeitfenster** | |
| • > 4,5 h für den Beginn der systemischen Lyse nach Zulassungskriterien<br>• > 6 h für den Beginn des individuellen Heilversuchs mit systemischer oder lokaler Lyse | Koma länger als 6 h |
| **Neuroradiologische Zeichen** | |
| • Infarktfrühzeichen CCT: > 1/3 des MCA-Territoriums; MRT: DWI-Läsion > 1/3 des MCA-Territoriums, Mismatch < 20 %<br>• CCT-/MRT-Zeichen für Blutung oder Tumor | • Zeichen für Blutung oder Tumor<br>• Großes demarkiertes Infarktareal im Hirnstamm oder Kleinhirn |
| **Klinik** | |
| • Sopor/Koma (NIH item: level of consciousness 2)<br>• Hemiplegie, Blickdeviation (NIH > 25)<br>• Geringfügiges Defizit (z.B. reine sensible Störung, inkomplette Hemianopsie)<br>• Spontane deutliche Besserung | • Verlust aller Hirnstammfunktionen<br>• Koma > 6 h |
| **Allgemeine Ausschlusskriterien für die Fibrinolyse mit rt-PA** | |

**Absolut**
- Anamnese oder Verdacht auf eine Hirnblutung (intraparenchymal oder subarachnoidal)
- Intrakranielles Aneurysma oder bekannte AVM
- Manifeste oder kurz zurückliegende schwere Blutung
- Nicht behandelbarer Blutdruck > 185/110 mmHg
- Intrakranielle oder intraspinale OP, andere größere Operationen oder schwere Traumen in den letzten 3 Monaten
- Nachgewiesene ulzerative Erkrankung im Gastrointestinaltrakt innerhalb der vergangenen 3 Monate
- Entbindung oder traumatische externe Herzmassage in den letzten 10 Tagen
- Erkrankungen mit erhöhtem Blutungsrisiko: Ösophagusvarizen, bakterielle Endokarditis, Perikarditis, Neoplasie mit erhöhtem Blutungsrisiko oder akute Pankreatitis
- Antikoagulanzieneinnahme
  - Cumarine: Phenprocoumon (Marcumar®) oder Warfarin (Coumadin®) mit INR > 1,7
  - Andere: Dabigatran (Pradaxa®), Rivaroxaban (Xarelto®), Apixaban (Eliquis®) o.Ä. (z. B. Heparine, andere Antikoagulanzien) in den letzten 48 Stunden oder Verlängerung der aPTT, Thrombinzeit, "ecarin clotting time" bei Dabigatran bzw. substanzspezifische Faktor. Xa-Aktivität bei Rivaroxaban oder Apixaban
- Thrombozytenzahl < 100.000/µl

## Stenosen der A. carotis 87

**Allgemeine Ausschlusskriterien für die Fibrinolyse mit rt-PA (Fortsetzung)**

**Relativ**
- Alter > 80 Jahre
- Schweres Mediasyndrom (Hemiplegie, fixierte Kopf- und/oder Blickwendung, Sopor oder Koma oder z.B. NIHSS > 25)
- Geringfügige neurologische Defizite oder Symptome, die sich rasch bessern
- Hirninfarkt in den letzten 3 Monaten
- Blutglukose < 50 mg/dl oder > 400 mg/dl
- Epileptischer Krampfanfall bei Symptombeginn

## 6.6 Stenosen der A. carotis

### 6.6.1 Einteilung

**Segmenteinteilung der Hirnarterien**

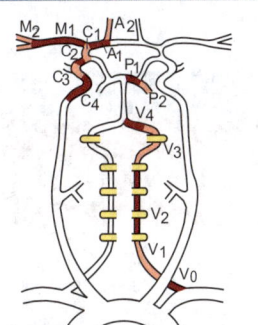

Segmente aus den Arterien

**M:** A. cerebri media
**A:** A. cerebri anterior
**P:** A. cerebri posterior
**C:** A. carotis
**V:** A. vertebralis

## Stenosegrad der A. carotis *nach Widder/Görtler 2004*

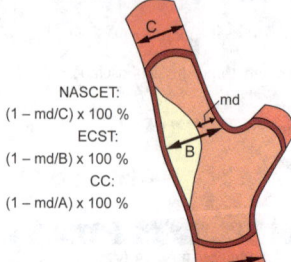

NASCET:
(1 − md/C) × 100 %
ECST:
(1 − md/B) × 100 %
CC:
(1 − md/A) × 100 %

**md:** minimaler Gefäßdurchmesser im Stenosebereich
**NASCET:** North American carotid endarterectomy trial
**ECST:** European carotid surgery trial
**CC:** common carotid

## Graduierung von proximalen Stenosen der A. carotis interna (ACI)
*nach Arning 2010*

| Stenosegrad NASCET-Definition[1] (in %) | 10 | 20–40 | 50 | 60 | 70 | 80 | 90 | 100 |
|---|---|---|---|---|---|---|---|---|
| Stenosegrad alt ECST-Definition (in %) | 45 | 50–60 | 70 | 75 | 80 | 90 | 95 | 100 |
| **Hauptkriterien** | | | | | | | | |
| B-Bild | +++ | + | | | | | | |
| Farbdopplerbild[2] | + | +++ | + | + | + | + | + | +++ |
| Systol. Spitzengeschwindigkeit im Stenosemax. (cm/s)[3] | | | 200 | 250 | 300 | 350–400 | 100–500 | |
| Systol. Spitzengeschwindigkeit poststenotisch (cm/s)[4] | | | | | > 50 | < 50 | < 30 | |
| Kollateralen und Vorstufen (Periorbitalarterien/ACA)[5] | | | | | (+) | ++ | +++ | +++ |

# Stenosen der A. carotis

| Graduierung von proximalen Stenosen der A. carotis interna (ACI) (Fortsetzung) | | | | | | | | |
|---|---|---|---|---|---|---|---|---|
| Stenosegrad NASCET-Definition[1] (in %) | 10 | 20-40 | 50 | 60 | 70 | 80 | 90 | 100 |
| Stenosegrad alt ECST-Definition (in %) | 45 | 50-60 | 70 | 75 | 80 | 90 | 95 | 100 |
| Zusatzkriterien | | | | | | | | |
| Diastol. Strömungsverlangsamung prästenotisch (ACC) | | | | | (+) | ++ | +++ | +++ |
| Strömungsstörungen poststenotisch | | | + | + | ++ | +++ | (+) | |
| Enddiastol. Strömungsgeschwindigkeit im Stenosemaximum | | | Bis 100 cm/s | Bis 100 cm/s | Über 100 cm/s | Über 100 cm/s | | |
| Konfetti-Effekt[6] | | | | (+) | ++ | ++ | | |
| Stenoseindex ACI/ACC | | | ≥ 2 | ≥ 2 | ≥ 4 | ≥ 4 | | |

[1] 10%-Bereich (± 5%)
[2] Nachweis der geringgradigen Stenose in Abgrenzung zur nicht stenosierenden Plaque, Darstellung der Strömungsrichtung bei mittel- und hochgradigen Stenosen sowie Nachweis des Gefäßverschlusses
[3] Stenosen von 1-2 cm Länge, nur eingeschränkt bei Mehrgefäßprozessen
[4] Messung weit distal außerhalb der Zone mit Jetstrom und Strömungsstörungen
[5] Eventuell nur eine der Kollateralverbindungen betroffen → bei alleiniger extrakranieller Untersuchung, Wertigkeit der Befunde geringer
[6] Konfetti-Effekt nur erkennbar bei niedriger Pulsrepititionsfrequenz (PRF)

## 6.6.2 Therapie der ACI-Stenose

**Konservativ:** Plättchenhemmung, Statintherapie, Kontrolle der Risikofaktoren

**Operativ:** Thrombendarteriektomie (TEA) nach Stenosegrad und klinischem Befund (TIA oder leichte neurologische Ausfälle und klinisch stabiler Verlauf, möglichst früh nach Symptombeginn); vor, während und nach der Karotisoperation Prophylaxe mit Acetylsalicylsäure

### Symptomatische Stenose (Prozentangaben nach NASCET)

| | |
|---|---|
| < 50 % | Keine Indikation zur TEA |
| 50–69 % | Eingeschränkte Indikation: eher bei Männern, bei < 6 Monaten zurückliegender Symptomatik; eher nicht bei Mehrgefäßprozessen, bei retinalen Symptomen |
| 70–99 % | Nach NASCET- und ECST-Studie Indikation zur TEA |

### Asymptomatische Stenose (Prozentangaben nach ECST)

| | |
|---|---|
| < 60 % | Keine Indikation zur TEA |
| ≥ 60 % | Nach ACST-Studie eingeschränkte Indikation zur TEA, wenn OP-Risiko (Tod oder Schlaganfall) ≤ 3 %, Alter unter 75 und Lebenserwartung > 5 Jahre; Absolute Risikoreduktion aber nur etwa 1 % pro Jahr, bei Frauen Effekt noch geringer; alternativ: jährlich farbduplexsonografische Kontrolle, bei Stenoseprogredienz: TEA |

**Endovaskulär:** stentgestützte Angioplastie der A. carotis (CAS)

Nur bei symptomatischer Stenose ≥ 50 % (nach NASCET) zu erwägen, da das periprozedurale Risiko im Vergleich zur TEA für Tod oder Schlaganfall erhöht ist. Die CAS kann Vorteile gegenüber der Operation haben bei Restenose nach TEA, radiogener Stenose, hochzervikaler Stenose, Tandemstenosen mit höhergradiger intrakranieller Stenose oder intrathorakaler Stenose sowie kontralateraler Parese des N. laryngeus recurrens. Bei asymptomatischen Stenosen Datenlage für CAS nicht ausreichend.

## Stenosen der A. carotis

### 6.6.3 Klassifikation des akuten Hirninfarkts nach den TOAST-Kriterien
*nach Adams 1993*

| Ätiologie | Definition |
|---|---|
| **Makroangiopathie** | Atherosklerose mit > 50% Stenose oder Verschluss der zum Hirninfarkt korrespondierenden extrakraniellen oder großen intrakraniellen Hirnarterien und keiner weiteren möglichen Hirninfarktätiologie |
| **Kardioembolie** | Kardiale Emboliequelle mindestens **mittleren Risikos***, ohne Vorliegen anderer möglicher Ursachen des Hirninfarkts |
| **Mikroangiopathie** | Infarkt im Versorgungsgebiet der tiefen perforierenden Arterien ohne andere mögliche Hirninfarktätiologie; unterstützend: arterielle Hypertonie und/oder Diabetes mellitus |
| **Andere Ursache** | • Dissektion<br>• Nicht atherosklerotische Vaskulitis/Angiopathie<br>• Sinusthrombose<br>• Subarachnoidalblutung<br>• Reversible zerebrale vasospastische Syndrome (RCVS)<br>• Mitochondriopathien<br>• Thrombophilie<br>• Pulmonale AV-Shunts<br>• Hereditäre Erkrankungen<br>• Gefäßkompression<br>• Periinterventionell |
| **Unklar** | Zwei oder mehr potenzielle Ursachen identifiziert (häufigste Kombination: Makroangiopathie und Kardioembolie) oder trotz umfangreicher Abklärung keine Ursache identifiziert oder unvollständige Diagnostik (Häufigkeit: 20–30%) |

**Kardiales Hirninfarktrisiko**

**Hohes Risiko:** mechanische Klappenprothese, Mitralstenose mit Vorhofflimmern (VHF), VHF plus andere kardiale Erkrankungen und/oder Diabetes mellitus, arterielle Hypertonie, Thrombus im linken Vorhof/Vorhofohr, frischer Myokardinfarkt (< 4 Wochen), muraler Thrombus im linken Ventrikel, dilatative Kardiomyopathie, segmentale Wandakinesie des linken Ventrikels, Vorhofmyxom, infektiöse Endokarditis, Klappenvegetationen, spontaner Echokontrast im linken Ventrikel, Vorhofseptumaneurysma kombiniert mit offenem Foramen ovale

**\*Mittleres Risiko:** Mitralstenose ohne VHF, Spontanechokontrast im linken Vorhof, Vorhofseptumaneurysma, offenes Foramen ovale, Vorhofflattern, VHF ohne andere kardiale Erkrankungen („lone atrial fibrillation"), biologische Klappenprothese, nicht bakterielle, thrombotische Endokarditis, segmentale Wandhypokinese des linken Ventrikels, Zustand nach Myokardinfarkt (> 4 Wochen, < 6 Monate), dekompensierte Herzinsuffizienz, atheromatöse Veränderungen der Aorta, kalzifizierte Aortenstenose, Ventrikelseptumdefekt

## 6.7 Komplikationen

**Prävention und Behandlung häufiger Komplikationen des Schlaganfalls**
*nach Nabavi 2004*

| Komplikation | Prävention und Therapie |
|---|---|
| Aspiration/Pneumonie | • Klin. Beurteilung der Schutzreflexe, „Schlucktest"<br>• Magensonde u. ggf. Schutzintubation bei schwerer Vigilanzminderung und/oder Störung der Schutzreflexe<br>• Ernährung über Magensonde/PEG bei anhaltender Dysphagie<br>• Frühzeitige Mobilisierung, Antibiose |
| Harnwegsinfekt | Kontrollierte Volumentherapie, Antibiose |
| Epilept. Anfälle | Antikonvulsive Therapie nach ersten Anfall |
| Phlebothrombose/<br>Lungenembolie | • Frühzeitige Mobilisierung<br>• Kontrollierte Volumentherapie<br>• UFH niedrig dosiert od. NMH bei hohem Risiko für TVT/LE |
| Hirnödem | • Osmotherapeutika<br>  – Akute Hirndrucksteigerung:<br>    Mannitol 20%: 250–500 ml als Bolus (über 15–30 min) i.v. noch vor der Bildgebung<br>  – Dauertherapie:<br>    Mannitol 20%: 4 × 250 ml/d über 15–30 min i.v., Glyzerol 10%: 4 × 250 ml/d über 30–60 min i.v.<br>• Hypokapnie durch Hyperventilation ($pCO_2$ 30–35 mmHg) für < 24 h bei drohender Herniation<br>• Dekompressive Kraniektomie: frühe Indikation in Abhängigkeit von Prognose, biologischem Alter, mutmaßlichem Patientenwillen |

## 6.8 Sekundärprophylaxe

### 6.8.1 Allgemein/Gerinnungshemmung

| Langzeit-Sekundärprophylaxe zur Hirninfarktprävention | |
|---|---|
| **Behandlung der Risikofaktoren** | |
| Blutdruck | Zielblutdruck: 120–140 /70–90 mmHg unter Berücksichtigung der Komorbitäten und unerwünschten Wirkungen, RR-Senkung bevorzugt mit ACE-Hemmer und Thiazid-Diuretika |
| Blutzucker | Blutzuckerkontrollen/-einstellung |

## Sekundärprophylaxe

| Langzeit-Sekundärprophylaxe zur Hirninfarktprävention (Fortsetzung) | |
|---|---|
| **Hyperlipidämie** | Bei Makro- oder Mikroangiopathie u./o. vaskulären Risikofaktoren Statintherapie empfohlen, Zielwert für LDL-Cholesterin: < 100 mg/dl (< 2,6 mmol/l) |
| **Lifestyle** | Raucherentwöhnung, gewichtsreduzierende Maßnahmen einleiten |

| Gerinnungshemmung | |
|---|---|
| **Indikation** | **Substanz** |
| Standardtherapie nach Hirninfarkt/TIA, wenn keine Indikation zur Antikoagulation; Beginn 24 h nach Fibrinolyse bzw. direkt nach Diagnosestellung und fehlender Fibrinolyse-Indikation | Acetylsalicylsäure (ASS) 100 mg/d **oder** ASS 25 mg + Dipyridamol 200 mg (Aggrenox): 1-0-1/d **oder** Clopidogrel 75 mg/d |
| Bei KI für ASS oder ASS-Unverträglichkeit | Clopidogrel 75 mg/d |
| Kardiale Emboliequelle, Thrombophilie | Antikoagulation INR 2-3; bei nicht valvulärem VHF: Dabigatran, Rivaroxaban od. Apixaban (mind. Nichtunterlegenheit gegenüber Warfarin bzgl. Schlaganfall od. system. Embolie bei signifikant reduziertem Hirnblutungsrisiko) |
| Kardiale Emboliequelle mit KI für orale Antikoagulation mit VKA | Bei nichtvalvulärem VHF: Dabigatran, Rivaroxaban od. Apixaban; bei valvulärem VHF: ASS 100 mg/d od. Clopidogrel 75 mg/d |
| Kardiale Emboliequelle mit KI für VKA und NOAKs | Bei nichtvalvulärem und valvulärem VHF: ASS 100 mg/d od. Clopidogrel 75 mg/d; bei nichtvalvulärem VHF: Vorhofohrverschluss erwägen. |
| Bei Dissektion, Sinusvenenthrombose | Antikoagulation INR 2-3 für mind. 3 Mon. |
| Keine Kombination von Clopidogrel oder GP-IIb/IIIa-Antagonisten und ASS, da Blutungskomplikationen zunehmen, ohne dass sich die Wirksamkeit erhöht. | |

## 6.8.2 Rehabilitation

### Erläuterungen zum Phasenmodell der neurologischen Rehabilitation*

| Phase | Patientenmerkmal | Kostenträger | Barthel-Index (BI) | Beantragung zur Verlegung | Dauer |
|---|---|---|---|---|---|
| A | Akutbehandlung (z.B. Stroke-Unit) | Priv. + gesetzl. Krankenkasse, BG | | Kein Antrag | Nach DRG |
| B | Frührehabilitation: schwer betroffener Patient, direkt nach Phase A (Krankenhausbehandlung), Patient ist überwachungspflichtig | Priv. + gesetzl. Krankenkasse, BG | ≤ 30 (Früh-Reha-BI) | Kein Antrag, Krankenhausdirektverlegung** | 2 bis ca. 8 Wochen |
| C | Postprimäre Rehabilitation (PPR): neurologische Rehabilitation, keine Krankenhausbehandlung, Patient beansprucht aber noch deutlich erhöhten medizinischen bzw. Pflegeaufwand | Gesetzl. Krankenkasse, BG, (evtl. Rentenversicherung bei positiver Erwerbsprognose) | 30–50 (55) | Antrag an Krankenkasse mind. 3-5 Werktage vor Verlegung | Etwa 4 Wochen |
| D | Anschlussheilbehandlung (AHB)/-rehabilitation: weitestgehend selbständiger Patient, kann Therapien selbständig aufsuchen | Rentenversicherung (Erwerbstätige)/ gesetzliche Krankenkasse (Rentner) | > 50 (55) | AHB-Antrag | 3-4 Wochen |
| E | Medizinisch-berufliche Rehabilitation (Belastungserprobung, Förderlehrgang) | Rentenversicherung, BA für Arbeit | | Antrag | 6 Wo. bis zu 6 Mo. |
| F | Dauerpflege | Pflegekasse, Sozialamt | | | |

*Das Phasenmodell wurde entwickelt von der Bundesarbeitsgemeinschaft für Rehabilitation (BAR).
**Für Verlegungen zur Frührehabilitation der Phase B muss kein Antrag beim Kostenträger gestellt werden, weil es sich um eine Krankenhausdirektverlegung handelt. Für die weiterführenden Rehabilitationsphasen C-E sind rechtzeitig vor Verlegung Anträge zu stellen! Für eine geplante C-Rehabilitation muss mind. mit 3-5 Werktagen Bearbeitungszeit seitens der Krankenkasse gerechnet werden.

## 6.9 Weitere Informationen

### 6.9.1 Primärprävention

- „Gesunder Lebensstil" mit mindestens 30 min Sport 3 x pro Woche sowie obst- und gemüsereicher bzw. mediterraner Kost
- Regelmäßige Kontrolle und Therapie kardiovaskulärer Risikofaktoren (Blutdruck, Blutzucker, Fettstoffwechselstörung)
- Therapie der arteriellen Hypertonie (RR systolisch > 140 mmHg, diastolisch > 90 mmHg, Diabetiker: RR systolisch > 130 mmHg, diastolisch > 85 mmHg) mit Diät (DASH-Diät, kochsalzarme Kost), Ausdauersport und/oder Antihypertensiva
- Nikotinverzicht
- Bei KHK oder Diabetes und LDL > 100 mg/dl: Statingabe
- Bei Personen ohne KHK und keinem oder einem vaskulären Risikofaktor Statingabe bei LDL > 160 mg/dl, bei mittlerem Risiko und LDL > 130 mg/dl sowie > 100 mg/dl und mehreren vaskulären Risikofaktoren
- Bei Diabetes Diät, regelmäßige Bewegung, Antidiabetika, bei Bedarf Insulin; normoglykämische Werte anstreben
- Gabe von ASS bei Frauen mit vaskulären Risikofaktoren im Alter > 45 Jahre, (geringe Effektstärke, daher sorgfältige Risiko-Nutzen-Abwägung)

## 6.9.2 Versorgungsgebiete und Segmenteinteilung der Hirnarterien

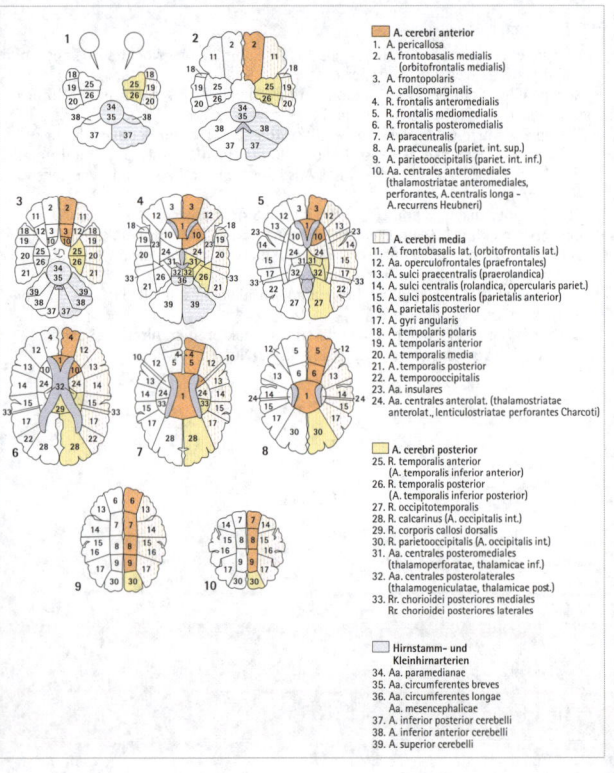

**A. cerebri anterior**
1. A. pericallosa
2. A. frontobasalis medialis (orbitofrontalis medialis)
3. A. frontopolaris
4. A. callosomarginalis
5. R. frontalis anteromedialis
6. R. frontalis mediomedialis
7. R. frontalis posteromedialis
8. A. paracentralis
9. A. praecunealis (pariet. int. sup.)
10. A. parietooccipitalis (pariet. int. inf.)
10a. Aa. centrales anteromediales (thalamostriatae anteromediales, perforantes, A. centralis longa - A. recurrens Heubneri)

**A. cerebri media**
11. A. frontobasalis lat. (orbitofrontalis lat.)
12. Aa. operculofrontales (praefrontales)
13. A. sulci praecentralis (praerolandica)
14. A. sulci centralis (rolandica, opercularis pariet.)
15. A. sulci postcentralis (parietalis anterior)
16. A. parietalis posterior
17. A. gyri angularis
18. A. temporalis polaris
19. A. temporalis anterior
20. A. temporalis media
21. A. temporalis posterior
22. A. temporooccipitalis
23. Aa. insulares
24. Aa. centrales anterolat. (thalamostriatae anterolat., lenticulostriatae perforantes Charcoti)

**A. cerebri posterior**
25. R. temporalis anterior (A. temporalis inferior anterior)
26. R. temporalis posterior (A. temporalis inferior posterior)
27. R. occipitotemporalis
28. R. calcarinus (A. occipitalis int.)
29. R. corporis callosi dorsalis
30. R. parietooccipitalis (A. occipitalis int.)
31. Aa. centrales posteromediales (thalamoperforatae, thalamicae inf.)
32. Aa. centrales posterolaterales (thalamogeniculatae, thalamicae post.)
33. Rr. chorioidei posteriores mediales
Rr. chorioidei posteriores laterales

**Hirnstamm- und Kleinhirnarterien**
34. Aa. paramedianae
35. Aa. circumferentes breves
36. Aa. circumferentes longae Aa. mesencephalicae
37. A. inferior posterior cerebelli
38. A. inferior anterior cerebelli
39. A. superior cerebelli

# 7 Kardiale Emboliequellen
(Dr. med. T. Giesler)

## 7.1 Management von Vorhofflimmern

Die Informationen dieses Kapitels basieren, sofern nicht anders angegeben, auf klinischer Erfahrung, Fachinformationen und folgenden Quellen: DGK 2013, ESC 2012c, Lewalter 2008.

### 7.1.1 Definition, Epidemiologie, Pathophysiologie, Ätiologie

- VHF zählt zu den supraventrikulären Arrhythmien und ist die häufigste Form einer anhaltenden Herzrhythmusstörung (~ 4,5 Mio. Fälle in der EU). Die Inzidenz steigt mit dem Lebensalter (< 60 J: weniger als 1%; 80–89 J: 9%)
- Charakteristisch sind unregelmäßige QRS-Abstände und zwischen den QRS-Komplexen niedrigamplitudige, chaotische Flimmerwellen mit einer Frequenz > 300/min. Die Folge ist eine zunehmende Verminderung der Vorhofkontraktion.
- VHF wird durch **Reentry** und **ektopische Aktivität** aufrechterhalten.
- **Atriale Umbauvorgänge (Remodeling)** begünstigen das Auftreten von Reentry und ektopischer Aktivität (Triggerinduktion und die Entstehung eines vulnerablen Substrats):
  - **Elektrisches Remodeling** (verändertes zelluläres $Ca^{2+}$-Handling) ⇒ **ektopische Aktivität** ↑
  - **Strukturelles Remodeling** (veränderte Ionenkanalfunktion und Induktion fibrotischer Prozesse) führt zur Entstehung vulnerablen Substrats ⇒ **Reentry** ↑ (Angiotensin II spielt eine wichtige Rolle)

| Ätiologie | | |
|---|---|---|
| **Primär, idiopathisch („Lone")** | | Bei Herzgesunden; meist paroxysmale Verlaufsform |
| **Sekundär** | Kardial | Hypertensive Herzerkrankung, Herzklappenfehler, kongenitale Vitien, KHK, Herzinfarkt, Herzinsuffizienz, Kardiomyopathien, Zustand nach Herz-OP, Myo-/Perikarditis, Präexzitationssyndrom, Sick-Sinus-Syndrom, rheumatische Herzerkrankung |
| | Extrakardial | Hyperthyreose, alkoholtox. (Holiday-Heart-Syndrome), Lungenembolie, Pneumonie, COPD, obstrukt. Schlafapnoe, Infektionen, Medikamente und Stimulanzien wie Theophyllin, Beta-Sympathomimetika, Thyroxin, Koffein |
| **Zur Langzeitprävention: zugrundeliegende Pathologien optimal behandeln!** | | |

# 7 Kardiale Emboliequellen

## 7.1.2 Klinik

- Herzklopfen, unregelmäßiger Puls mit Pulsdefizit (bei Tachyarrhythmie), Schwindel, Übelkeit, Dyspnoe, Erbrechen, Stenokardien; klinische Symptome v.a. bei paroxysmaler Form.
- Bei vielen Patienten besteht eine deutliche Einschränkung der Lebensqualität durch Symptome.
- **Cave:** Vorhofflimmern kann sehr häufig symptomfrei verlaufen (ca. 50% der VHF-Episoden bei Patienten mit paroxysmalem Vorhofflimmern verlaufen asymptomatisch).

| Wichtige klinische Folgen bei Vorhofflimmern | | |
|---|---|---|
| **Erhöhtes Thromboembolierisiko** | **Erhöhte Mortalität** | **Beeinträchtigte Hämodynamik** |
| • Schlaganfallrisiko 4,5-fach ↑<br>• Doppelt so hohes Risiko für tödliche Schlaganfälle bei kardioembolischer Genese<br>• Reduz. kognitive Funktion durch Mikroembolien | • 2-fach ↑ Risiko unabh. von kardiovaskulären Begleiterkrankungen<br>• Plötzlicher Tod bei Herzinsuffizienz und Kardiomyopathie | • Fehlende Vorhofkontribution<br>• Unregelmäßige Kammerkontraktion (Filterfunktion des AV-Knotens)<br>• Herzinsuffizienz<br>• Tachykardiomyopathie |

## 7.1.3 Diagnostik

### EKG-Veränderungen bei VHF

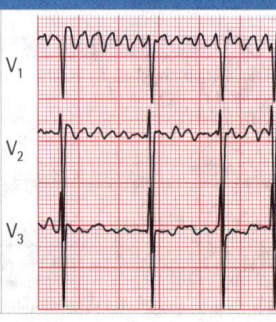

- Absolute Arrhythmie durch unregelmäßige Erregungsüberleitung Vorhof ⇒ Kammern
- Frequenzen > 100/min: Tachyarrhythmie, Frequenzen < 60/min: Bradyarrhythmie
- **Flimmerwellen** mit niedriger Amplitude (Frequenzen 300–600/min) **am deutlichsten in $V_1$** zu erkennen
- QRS-Komplexe meist schmal; bei aberrierender ventrikulärer Leitung kann es zu einzelnen oder salvenförmig verbreiterten QRS-Komplexen kommen (M-förmige RSB-Konfiguration)
- Ashman-Phänomen: Sonderform der Aberration (veränderte Kammerkomplexe treten typischerweise im Gefolge eines langen und danach kurzen Schlagintervalls auf)

## Management von Vorhofflimmern

| Initialdiagnostik (folgende Fragen direkt klären, da für die Therapie entscheidend) |||
|---|---|
| • Ist der Patient hämodynamisch stabil? <br> • Besteht das VHF < 48 h oder > 48 h? <br> • Liegen klinische Situationen vor, die sofortiges Handeln erfordern? (z. B. Schlaganfall, akute Herzinsuffizienz)? |||
| **Anamnese des Vorhofflimmerns** | Beginn, Dauer und Häufigkeit der Episoden, Art der Symptome, mögliche Trigger, Ansprechen auf evtl. bereits verabreichte Medikamente, VHF in der Familie |
| **EHRA-Score** | **Quantifizierung der VHF-Symptome** <br> (EHRA = European Heart Rhythm Association) |
| I | Keine Symptome |
| II | Milde Symptome, Alltagsaktivitäten nicht beeinflusst |
| III | Schwere Symptome, Alltagsaktivitäten beeinflusst |
| IV | Starke Behinderung durch Symptome, Alltagsaktivitäten nicht mehr möglich |
| **Allgemeine Anamnese** | **Kardial/pulmonal:** z. B. KHK, Myokardinfarkt, Herzinsuffizienz bzw. Pneumonie, COPD, Lungenembolie; <br> **allg. internistisch:** z. B. Adipositas, art. Hypertonie, Diabetes und Hyperthyreose; Zustand nach Herz-OP, Thromboembolie, TIA, Apoplex, Schlafapnoe-Syndrom; Medikamente (z. B. Theophyllin), Alkohol oder Koffein |
| **Körperliche Untersuchung** | Herzauskultation (Rhythmus, Verdacht auf Herzklappenfehler?), Puls, RR-Messung, HI-Zeichen (pulmonale feuchte RGs, Lebergröße, Ödeme), Schilddrüsenveränderungen |
| **EKG** | Frequenz, Rhythmus, Morphologie der Flimmerwellen, LV-Hypertrophie, Präexzitationssyndrome, Schenkelblock, Zeichen für MI, Bestimmung der RR-/QRS-/QTc-Intervalle in Verbindung mit einer Antiarrhythmikatherapie |
| **Transthorakale Echokardiografie (TTE)** | Valvuläre Herzerkrankung, Größe linker und rechter Vorhof, Größe und Funktion des linken Ventrikels, Spitzendruck im rechten Ventrikel (Verdacht auf pulmonalart. Hypertonie), evtl. Hinweise auf Thromben im linken Vorhof, Perikarderkrankungen |
| **Labor** | Kleines Blutbild, CRP, E-lyte i. S., TSH, CK, CK-MB, Troponin, D-Dimere |

# 7 Kardiale Emboliequellen

| Zusatzdiagnostik | |
|---|---|
| Labor | Großes Blutbild, TSH, freies $T_3$, $T_4$, Kreatinin i. S., evtl. Leberwerte, Blutglukose |
| Belastungstest | Fragl. Eignung für Frequenzkontrolle (permanentes VHF), Auslösen von belastungsinduz. VHF, Hinweis für belastungsinduzierte Myokardischämie vor Therapie mit Klasse-IC-Antiarrhythmikum |
| Langzeit-EKG | Arrhythmiecharakterisierung, Bewertung der Frequenzkontrolle |
| Transösophageale Echokardiografie (TEE) | **Nachweis eines Thrombus im linken Vorhofohr:** spontaner Echokontrast im linken Vorhof bzw. Vorhofohr, Flussgeschwindigkeit im linken Vorhofohr < 30 cm/s thrombogen (normal > 30 cm/s), Nachweis atheromatöser Plaques in der Aorta |
| Elektrophysiologische Untersuchung | Mapping des linken Vorhofs zur Vorbereitung einer Pulmonalvenenisolation (Ablation) bzw. AV-Knoten-Überleitungsblockade/-Modifikation |
| Röntgen-Thorax | Verdacht auf Lungenparenchym-/-gefäßveränderungen, Herzgröße ↑, Stauung, Pleuraerguss |
| Schlaflabor | Fraglich obstruktives Schlafapnoe-Syndrom (OSAS) als Auslöser des VHF |

## 7.1.4 Thromboembolie (TE)- und Blutungsrisiko

**Bestimmung des Thromboembolie (TE)- und Blutungsrisikos**

**Bevorzugt $CHA_2DS_2$-VASc-Score** zur Bestimmung des TE-Risikos (Vorteile vs. $CHADS_2$-Score: Berücksichtigung zusätzlicher wichtiger Risikofaktoren, bessere Identifizierung von Patienten mit wirklich geringem TE-Risiko bzw. hohem Blutungsrisiko [Verwendung **HAS-BLED-Score**]); alternativ klinisch weiter relevant **$CHADS_2$-Score**

### 7.1.4.1 $CHA_2DS_2$-VASc-Score

**$CHA_2DS_2$-VASc-Score** (Maximalwert 9 Punkte) nach DGK 2013

| | Risikofaktor | Punkte | | Risikofaktor | Punkte |
|---|---|---|---|---|---|
| C | Herzinsuffizienz (EF ≤ 40%) | 1 | $S_2$ | Schlaganfall/TIA/TE | 2 |
| H | Arterielle Hypertonie | 1 | V | Vaskuläre Erkrankung* | 1 |
| $A_2$ | Alter ≥ 75 Jahre | 2 | A | Alter 65–74 Jahre | 1 |
| D | Diabetes mellitus | 1 | Sc | Sexual category (weiblich) | 1 |

*Stattgefundener Myokardinfarkt, periphere vaskuläre Erkrankung, aortale Plaques

## Management von Vorhofflimmern

### Weitere Hochrisikofaktoren für eine Thromboembolie

| | | | |
|---|---|---|---|
| **Klinisch** | Einsatz einer künstlichen Herzklappe, Mitralklappenstenose | | |
| **TTE** | Nachweis einer eingeschränkten systolischen LV-Funktion | **TEE** | Kriterien: spontaner Echokontrast im li. Vorhof und/oder -ohr, thrombogen erniedr. Flussgeschwind. im li. Vorhofohr (< 30 cm/sec) |

### Häufigkeit – Schlaganfälle und thromboembolische Ereignisse *ESC 2012c*

| $CHA_2DS_2$-VASc-Score | Rate/Jahr (%) | $CHA_2DS_2$-VASc-Score | Rate/Jahr (%) |
|---|---|---|---|
| 0 | 0,78 | 5 | 15,26 |
| 1 | 2,01 | 6 | 19,74 |
| 2 | 3,71 | 7 | 21,50 |
| 3 | 5,92 | 8 | 22,38 |
| 4 | 9,27 | 9 | 23,64 |

### $CHADS_2$-Score (Maximalwert 6 Punkte)

| | Risikofaktor | Punkte |
|---|---|---|
| **C** | Herzinsuffizienz | 1 |
| **H** | Arterielle Hypertonie | 1 |
| **A** | Alter ≥ 75 Jahre | 1 |
| **D** | Diabetes mellitus | 1 |
| **$S_2$** | Schlaganfall/TIA/TE | 2 |

#### 7.1.4.2 HAS-BLED-Bleeding-Risk-Score

### HAS-BLED-Bleeding-Risk-Score (Maximalwert 9 Punkte) nach DGK 2013

| | Risikofaktor | Punkte | | Risikofaktor | Punkte |
|---|---|---|---|---|---|
| **H** | Hypertonie (> 160 mmHg syst.) | 1 | **B** | Blutung | 1 |
| **A** | Anormale Leber- und Nierenfunktion | je 1 | **L** | Labile INR-Werte | 1 |
| **S** | Schlaganfall | 1 | **E** | Alter (z. B. Alter ≥ 65 Jahre) | 1 |
| **Wert ≥ 3 = hohes Blutungsrisiko** | | | **D** | Drugs (Medikamente) oder Alkohol | je 1 |

Anormale Leberfunktion = chron. Lebererkrankung oder laborchemische Hinweise auf schwere Dysfunktion; anormale Nierenfunktion = Dialyse o. Transplantation o. Serum-Kreatinin > 200 µmol/l; Blutung = Blutungen in der Anamnese und/oder Prädisposition (z. B. blutende Diathese, Anämie etc.); labile INR = instabiler/hoher INR-Wert oder schlechter Zeitraum des therapeutischen Fensters (< 60%); Drugs = gleichzeitige Einnahme von z. B. NSAR, Plättchenaggregationshemmern; E-lyte i. S. = Elektrolyte im Serum; INR = „international normalized ratio"; LV = linksventrikulär

# 7 Kardiale Emboliequellen

## 7.1.5 Therapie

### 7.1.5.1 Ziele der Therapie

- Symptome mindern
- Senkung von Morbidität und Mortalität
- Verhinderung von Embolien und Schlaganfällen

### 7.1.5.2 Therapieansätze in Abhängigkeit von der Form des VHF *nach ESC 2012c, DGK 2013*

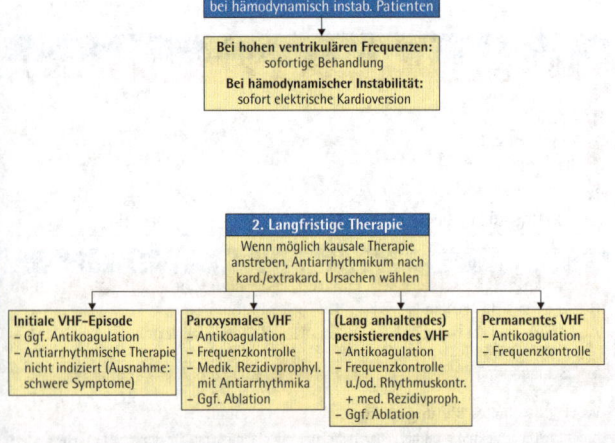

## Management von Vorhofflimmern

### 7.1.5.3 Akuttherapie

| Bei hohen ventrikulären Frequenzen ist sofortige Behandlung erforderlich! |  |
|---|---|
| Bei hämodynamischer Instabilität sofort elektrische Kardioversion |  |
| **Ansonsten erster Schritt** |  |
| **Medikamentöse Frequenzkontrolle** (Cave: Monitorkontrolle!) | • **Bei guter LV-Funktion:** Betablocker (z. B. Metoprolol 2,5–5 mg i.v. über 2 min, bis zu 3 Dosen) oder Kalziumantagonisten (Verapamil 0,075–0,15 mg/kg i.v. über 2 min)<br>• **Bei reduzierter LV-Funktion:** Digoxin schnelle Aufsättigung 0,8–1,2 (–1,5 mg)/d p.o. oder i.v. (fraktioniert 0,2 mg alle 2 h), Amiodaron 150 mg i.v. über 10 min oder als Perfusor, bis maximal 2 g/d<br>• **Bei WPW-Syndrom:** Amiodaron 150 mg i.v. über 10 min |
| **Bei weiterbestehender Symptomatik** |  |
| **Rhythmuskontrolle** (Cave: Monitorkontrolle!) | • **Elektrische Kardioversion**<br>• **Pharmakologische Kardioversion:** Amiodaron 5–7 mg/kg über 30–60 min i.v., bei Ausschluss einer strukturellen Herzerkrankung Flecainid 1,5–3,0 mg/kg i.v. für 10–20 min, Propafenon 1,5–2,0 mg/kg i.v. über 10–20 min, evtl. Vernakalant 3 mg/kg i.v. über 10 min, nach 15 min 2 mg/kg i.v. über 10 min (CAVE HI) |
| **Zusätzlich Antikoagulation** | • Heparin initial 5000 IE i.v. dann über Perfusor 1000 IE/h, tägliche PTT-Kontrolle, Dosissteigerung PTT-gesteuert auf 2- bis 3-fachen Normwert<br>• Alternativ Enoxaparin gewichtsadaptiert<br>• **Nach Rhythmisierung Antikoagulation für 4–6 Wochen fortsetzen, bei entspr. Risikokonstellation evtl. lebenslang** (Details zur Antikoagulation: s. 7.1.5.4) |

### 7.1.5.4 Antithrombotische Therapie bei nicht valvulärem VHF

- Alle Patienten mit VHF sollten eine antithrombotische Therapie erhalten (**Empfehlungsklasse IA**); Ausnahmen: $CHA_2DS_2$-VASc-Score = 0, weibliche Patienten < 65 Jahre mit Lone-VHF oder bei Kontraindikationen. Bei $CHA_2DS_2$-VASc-Score = 1: OAK erwägen, basierend auf Blutungsrisiko und Patientenwillen. Hauptrisikofaktoren nach $CHA_2DS_2$-VASc-Score sind Schlaganfall/TIA/TE und Alter ≥ 75 J; alle weiteren Risikofaktoren zählen in die Kategorie der klinisch relevanten Nichthauptrisikofaktoren.
- **Die Auswahl der antithrombotischen Therapie ist unabhängig von der Form des VHF und sollte immer risikoadaptiert erfolgen (IA)** ⇒ Bestimmung von TE- und Blutungs-Risiko (→S. 100).
- HAS-BLED-Score ≥ 3 (→S. 101) zeigt hohes Blutungsrisiko an: Patienten vorsichtig antikoagulieren u. regelmäßig überprüfen (gilt sowohl für VKA als auch für NOAKs). HAS-BLED-Score ≥ 3 ist jedoch kein Ausschlusskriterium für OAK-Therapie.

# 7 Kardiale Emboliequellen

## Algorithmus zur antithrombotischen Therapie
(nach CHA$_2$DS$_2$-VASc-Score), modifiziert nach ESC 2012c und DGK 2013

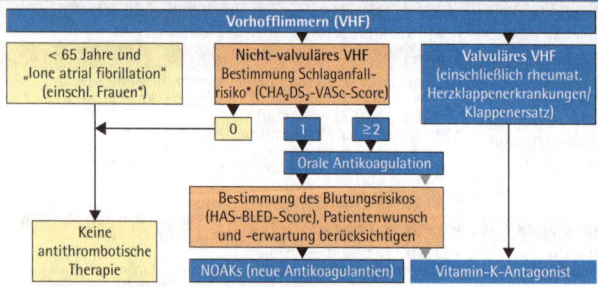

* Weibliche Pat. < 65 Jahre mit Lone-AF: „niedriges Risiko" (CHA$_2$DS$_2$-VASC-Score = 1 aufgrund Geschlecht): keine antithrombot. Th. empf. Schwarze Linien: beste Option; graue Linien: Alternative.

### Vitamin-K-Antagonisten*
**Optimale INR-Einstellung:** INR 2–3, **Ziel 2,5**; Bedingung für erfolgreiche Antikoagulation mit VKA: **Einhaltung d. INR > 2 in mind. 65 % der Zeit.** Ab INR > 3,5 steigt Risiko für starke Blutung dtl. an. **Phenprocoumon:** d 1: 6–9 mg p.o., d 2: 6 mg; Erh. Dos. je nach INR 1 × 1,5–4,5 mg (abends) **Warfarin:** ini 2,5–10 mg; Erh.Dos. je nach INR 2,5–10 mg (abends)

### Neue orale Antikoagulanzien (NOAK)*
- Senkung des Schlaganfall-, Embolie- und Blutungsrisikos, Senkung des Mortalitätsrisikos; mindestens Nichtunterlegenheit gegenüber VKA bei Patienten mit Zustand nach Schlaganfall in Hinblick auf Rezidivrate und Blutungskomplikationen
- **Dabigatran** (oraler direkter Thrombininhibitor): 2 × 150 mg p.o., ≥ 80 J, Verapamil-Komedikation: 2 × 110 mg/d
- **Apixaban** (oraler direkter Faktor-Xa-Inhibitor): 2 × 5 mg/d p.o.; Pat. mit mindestens zwei Kriterien (≥ 80 J, ≤ 60 kg oder Krea ≥ 1,5 mg/dl): 2 × 2,5 mg
- **Rivaroxaban** (oraler direkter Faktor-Xa-Inhibitor): 1 × 20 mg/d p.o. (1 × 15 mg/d p.o. bei gestörter Nierenfunktion)

### Vorhofohrverschluss
Erwägen bei Kontraindikationen gegen Antikoagulanzientherapie.

*Details zu Dosierung → S. 120, S. 121, S. 122

# Management von Vorhofflimmern

## 7.1.5.5 Antiarrhythmische Therapie

| Entscheidungskriterien für Frequenz- und Rhythmuskontrolle ||
|---|---|
| • Kein signifikanter Unterschied bzgl. Prognose und Lebensqualität zwischen beiden Therapieverfahren<br>• Komorbiditäten, Symptomatik und Patientenwunsch beeinflussen die Therapieform ||
| **Rhythmuskontrolle (RK) sinnvoll** | **Frequenzkontrolle (FK) sinnvoll** |
| • Symptome (EHRA-Score ≥ 2) trotz adäquater FK<br>• Kurze VHF-Dauer; paroxysmales/ persistierendes VHF<br>• Jung und körperlich aktiv<br>• Linker Vorhof (LA) < 50 mm<br>• Signifikante LV-Hypertrophie<br>• Evtl. bei Vorliegen einer durch VHF ausgelösten HI<br>• Evtl. bei VHF sekundär ausgelöst durch Trigger od. korrigiertes Substrat (z. B. Ischämie, Hyperthyreoidismus) | • Wenig Symptome (EHRA-Score = 1)<br>• VHF-Dauer > 1 Jahr<br>• Betagt und körperlich inaktiv<br>• Permanentes VHF<br>• Kardioversion frustran<br>• VHF-Rezidive trotz Antiarrhythmika<br>• LA > 50 mm |

### Frequenzkontrolle

| Frequenzkontrolle *nach ESC 2012c, und DGK 2013* ||
|---|---|
| **Zielfrequenz abhängig von Symptomatik** | • **Wenig/tolerable Symptomatik?**<br>⇒ „Milde" FK (Ruhefrequenz < 110/min)<br>• **Weiterhin Symptome/schwere Symptome bereits zu Therapiebeginn?**<br>⇒ „Strikte" FK (Ruhefrequenz < 80/min, bei moderater Belastung < 110/min)<br>• Bei strikter FK-Kontrolle 24-h-Holtermonitor und Belastungstest empfohlen |
| **Medikamentös** (abhängig von Lebensstil und Begleiterkrankungen) | 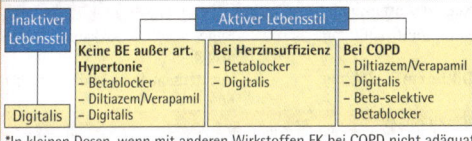 |
|  | *In kleinen Dosen, wenn mit anderen Wirkstoffen FK bei COPD nicht adäquat möglich. **Amiodaron:** zur FK bei Unwirksamkeit v. Glykosiden, Non-Dihydropyridinen u. BB; **Dronedaron:** kann zur FK bei rekurrierenden VHF-Episoden eingesetzt werden, wird inzwischen kritischer gesehen als bei Erstzulassung; KI: LVEF < 35%, CAVE bei HI NYHA ≥ II. BE = Begleiterkrankungen |

## 7 Kardiale Emboliequellen

| Frequenzkontrolle (Fortsetzung) | |
|---|---|
| AV-Knoten-Ablation/ Modifikation | • AV-Knoten-Ablation ist palliativ; indiziert bei medikamentös nicht kontrollierbarer Ventrikelfrequenz und Versagen einer Rhythmisierung (medikamentös und/oder durch LA-Katheterablation/Pulmonalvenenisolation)<br>• Bei AV-Knoten-Ablation immer konsekutive Schrittmacherimplantation<br>• Bei ↓ LV-Funktion und HI-Zeichen: biventrikuläre Stimulation bevorzugen |

| Medikamente zur Frequenzkontrolle | | |
|---|---|---|
| Wirkstoff | Tageshöchstdosis | Nebenwirkungen, Anmerkungen |
| **Klasse-III-Antiarrhythmika/Multikanalblocker** | | |
| Amiodaron* (Kl-III-Antiarrhythmikum) | 100–200 mg | Photosensitivität, Polyneuropathie, gastrointestinale Beschwerden, Bradykardien, Torsades-de-pointes-Tachykardien (selten), pulm. und hepat. Toxizität, Schilddrüsendysfunktion, ophthalmol. NW; Cave: QT-Interval > 500 ms ⇒ Dosis ↓ oder absetzen |
| Dronedaron (Multikanalblocker) | 800 mg | Krea i. P. ↑, QTc-Verlängerung, Torsades-de-pointes-Tachykardien (selten), Bradykardie, Diarrhoe, Erbrechen, Übelkeit, abdominelle Schmerzen, Dyspepsie, Ausschlag, Juckreiz, Erytheme; Cave: QT-Intervall > 500 ms ⇒ Dosis ↓ od. abset-zen; KI: LVEF < 35% |
| **Digitalisglykoside** | | |
| Digoxin | 0,125–0,5 mg | Bradykardie, Blockbilder, Extrasystolen, Nausea, Verwirrtheit, Farbsehstörungen |
| Digitoxin | 0,05–0,1 mg | |
| **Kalziumantagonisten** | | |
| Verapamil | 360 mg | Hypotension, Bradykardie, Blockbilder, HI, Digoxininteraktion |
| Diltiazem | 360 mg | Hypotension, Bradykardie, Blockbilder, Herzstillstand, Knöchelödeme |
| **Betablocker** | | |
| Metoprolol | 100–200 mg | Hypotension, Bradykardie, Blockbilder, Herzinsuffizienz, Asthma |
| Bisoprolol | 2,5–10 mg | |

*Amiodaron kann zur FK eingesetzt werden bei Versagen od. Kontraindikation anderer Medikamente.

# Management von Vorhofflimmern

## Rhythmuskontrolle

| Kardioversion | |
|---|---|
| **Medikamentös** | • Bei kürzlich aufgetretenem VHF (< 48 h) oft effektiv; keine Narkose notwendig<br>• **Bei Pat. ohne strukt. Herzerkrankung:** Flecainid, Propafenon; **bei Pat. mit strukt. Herzerkrankung:** Amiodaron; **weitere:** Vernakalant (CAVE Herzinsuffizienz)<br>• Hauptproblem sind die proarrhythmischen Wirkungen der Antiarrhythmika<br>• Stationärer Beginn bei struktureller Herzerkrankung bzw. bekannten proarrhythmischen Risiken |
| „Pill-in-the-pocket"-Strategie (Antiarrhythmika-Bolus-Therapie) | • Selbstkonversion (nur bei strukturell herzgesunden Patienten) mit akutem symptomatischem VHF<br>• Einmalige Durchführung unter stationären Bedingungen und EKG-Kontrolle<br>• Flecainid (200–300 mg p.o.) oder Propafenon (600 mg p.o.)<br>• Bei tachyarrhythmischem VHF mit einem Betablocker kombinieren |
| Elektrische Kardioversion | • Direkte Erfolgsraten für Kardioversion 70–95%, aber Kurznarkose erforderlich<br>• Hauptrisiken sind Rhythmusstörungen und Thromboembolien<br>• Evtl. medikamentöse Vorbehandlung zur Senkung der Raten an VHF-Rezidiven (IIA), dazu Einsatz von Amiodaron, Flecainid, Propafenon |
| Katheterablation (Pulmonalvenenisolation) | • Alternative zur medikamentösen Rhythmuskontrolle insbesondere bei paroxysmalem und persistierendem VHF (Voraussetzung: Patientenwunsch und geringes Komplikationsrisiko bei Ablation durch erfahrenen Elektrophysiologen) |

### Sinusrhythmuserhalt

**Risikofaktoren für VHF-Rezidiv:** Erweiterung des li. Vorhofs, strukturelle od. rheumatische Herzerkrankung, weibliches Geschlecht, Dauer des VHF > 3 Mo, Alter > 70 J

**Medikamentös**

- Primäre Form der Rezidivprophylaxe bei paroxysmalem und persistierendem VHF ⇒ 50–60% im Sinusrhythmus 1 Jahr nach Kardioversion
- Sicherheitsaspekte stehen vor Wirksamkeitsaspekten bei der Wirkstoffauswahl
- Wirkstoffauswahl abhängig von einer bestehenden Herzerkrankung (→ Abb. S. 108)
- Bei Unwirksamkeit eines Wirkstoffs sollte ein anderer Wirkstoff versucht werden

## Sinusrhythmuserhalt (Fortsetzung)

### Nichtmedikamentös

#### Katheterablation

Ziel ist die elektrische Isolation der Pulmonalvenen (PVI), Maßnahmen: Triggerisolation mit Hochfrequenzstrom durch PV-Ablation/-Isolation oder Kryoballon, eingesetzt werden Mapping-Verfahren; Erfolgsraten: paroxysmales VHF ca. 70–90%, persistierendes VHF ca. 60–80% (ggf. 2. Ablationsbehandlung)

#### Chirurgische MAZE-Operation (im Rahmen einer Herz-OP)

- Früherer Ansatz: Durchbrechung der Reentry-Kreise durch Schaffung elektrischer Barrieren anhand multipler Inzisionen im Vorhof; modifizierte Technik: Isolation der Pulmonalvenen
- Hohe Erfolgsraten (60–70%), aber aufwendiges Verfahren

### Antiarrhythmika, abhängig von zugrundeliegender Herzerkrankung
*modifiziert nach ESC 2012c; und DGK 2013*

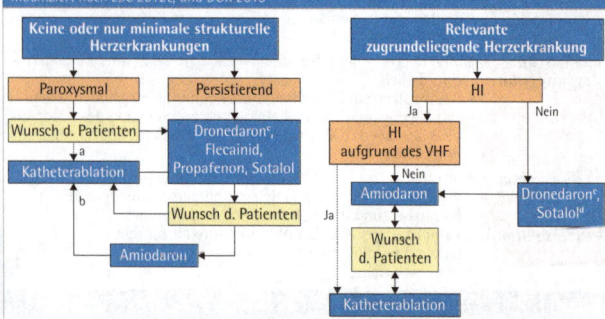

VHF = Vorhofflimmern; HI = Herzinsuffizienz. HI aufgrund von VHF: Tachykardiomyopathie.
[a]Üblicherweise Pulmonalvenenisolation. [b]Möglicherweise ausgedehntere linksatriale Ablation notwendig. [c]Vorsicht bei KHK; KI bei EF < 35%, CAVE: HI NYHA II und mehr. [d]Nicht empfohlen bei linksventrikulärer Hypertrophie.

## Management von Vorhofflimmern

### Medikamente zur Kardioversion und zum Erhalt des Sinusrhythmus

| Wirkstoff | Indikation | Appl. | Dosierung | Nebenwirkungen |
|---|---|---|---|---|
| **Amiodaron** | VHF ≤ 7 d<br>VHF > 7 d | Oral | **Stationär:** 1,2–1,8 g/d, insg. 10 g;<br>**ambulant:** 600–800 mg/d, insg. 10 g | Siehe Nebenwirkungen bei Medikamenten zur Frequenzkontrolle (→ S. 106) |
| | | i.v. | 5–7 mg/kg in 30–60 min, dann 1,2–1,8 g/d kont. bis insg. 10 g | |
| | Erhaltung (IA) | Oral | 100–400 mg/d | |
| **Ibutilid**\* | VHF ≤ 7 d<br>VHF > 7 d | i.v. | 1 mg in 10 min; zusätzl. 1 mg bei Bedarf | QTc-Verlängerung, Torsades-de-pointes-Tachykardien |
| **Flecainid** | VHF ≤ 7 d | Oral | 200–300 mg | RR↓, Vorhofflattern mit hohen ventrikulären Frequenzen; bei Anstieg der QRS-Dauer > 25% des Ausgangswerts ⇒ Dosis↓ oder absetzen |
| | | i.v. | 1,5–3,0 mg/kg über 10–20 min | |
| | Erhaltung (IA) | Oral | 200–300 mg | |
| **Propafenon** | VHF ≤ 7 d | Oral | 600 mg | |
| | | i.v. | 1,5–2,0 mg/kg über 10–20 min | |
| | Erhaltung (IA) | Oral | 450–900 mg | |
| **Vernakalant** | VHF ≤ 7 d | i.v. | 3 mg/kg über 10 min; 2. Inf. nach 15 min: 2 mg/kg i.v. über 10 min | Par-/Hypoästhesie, Schwindel, Bradykardie, Vorhofflattern, Hypotonie; CAVE: HI |
| **Dronedaron** | Erhaltung (IA) | Oral | 800 mg | Krea i. P. ↑, QTc-Verlängerung, Torsades-de-pointes-Tachykardien (selten), Bradykardie, Diarrhoe, Erbrechen, Übelkeit, abdominelle Schmerzen, Dyspepsie, Ausschlag, Juckreiz, Erytheme; Cave: QT-Intervall > 500 ms ⇒ Dosis ↓ od. absetzen; KI: LVEF < 35% |

\*Keine Zulassung in Deutschland

## 7.1.5.6 Therapie in speziellen Fällen

| | |
|---|---|
| **Schwangerschaft** | **Antikoagulation:** bei hohem TE-Risiko im 1. Trimenon und im letzten Schwangerschaftsmonat NMH gewichtsadaptiert, im 2. Trimenon Vitamin-K-Antagonisten; **elektrische KV:** bei hämodynamischer Instabilität u. ↑ Risiko für Mutter und Fötus durch VHF; **FK:** wenn nötig Betablocker (Cave: 1. Trimenon) od. Verapamil, Diltiazem |
| **Prävention von postop. VHF** | Betablocker (BB) p.o. vor OP bis zum Tag der OP, Amiodaron präop. bei Pat. mit hohem Risiko für postop. VHF, Antikoagulation: s. generelle Empfehlungen →S. 103 |
| **Lungenerkrankung** | FK mit Verapamil, Diltiazem bei COPD, alternativ kleine Dosen von Beta-1selektivem BB; Theophyllin und betaadrenerge Wirkstoffe kontraindiziert |
| **Hyperthyreoidismus** | Risikoadapt. **Antikoagulation** empfohlen, **FK** mit BB bei Thyreotoxikose, alternativ Verapamil und Diltiazem; **RK:** elektr. KV, vorher Schilddrüsenfunktion normalisieren |
| **Herzinsuffizienz mit reduzierter EF** | Negativ inotrope Medikamente meiden! **FK:** Betablocker, ggf. zusätzlich Digoxin; hämodynamisch instabile Pat. Amiodaron, alternativ Digoxin (wenn keine akzessor. Leitungsbahn); Ultima ratio: **AV-Knotenablation** bei Pat. mit permanentem VHF und Indikation zur Resynchronisationstherapie. **RK-SR-Erhalt:** Amiodaron zur medik. KV oder Rhythmuserhalt; KI für Dronedaron bei LVEF < 35%, CAVE bei HI NYHA ≥ II; ggf. Pulmonalvenenisolation bei therapierefraktärem symptomat. VHF |
| **Leistungssportler** | Ausdauersportarten: VHF-Risiko ↑; kein Sport während VHF-Episode unter Pill-in-the-pocket-Therapie mit Natriumkanalblocker oder bei Gefahr von hämodynamischer Instabilität; spezif. Ursachen behandeln; Ablation bei VHF/Vorhofflattern erwägen |
| **Herzklappenerkrankungen** | Indikation zur vorzeitigen Klappenintervention bei VHF! TE-Risiko ↑ => frühzeitige **Antikoagulation** empfohlen: VKA (Ziel-INR 2-3) |
| **ACS** | FK bei schneller Überleitung: i.v. Amiodaron, BB, Verapamil oder Diltiazem; wenn klinische HI-Zeichen: alternativ Digoxin i.v.; **elektr. KV** bei hämodyn. instabiler oder therapieresistenter Ischämie oder wenn keine medikamentöse FK möglich |
| **Diabetes mellitus** | Diabetes: unabhängiger RF für VHF und VHF-assoziierte TE-Ereignisse! **OAK** und strenge Einstellung aller **kardiovaskulären RF** empfohlen |
| **WPW-Syndrom** | **Katheterablation** der akzessor. Leitungsbahn; asympt. Pat. mit manifester akzessor. Leitungsbahn (Oberflächen-EKG): Ablation nur nach ausführlicher Beratung und Aufklärung |
| **HCM** | VHF-Risiko ↑ => klin. Verschlechterung der HCM => **RK** empfohlen: Wiederherstellung des SR mittels **elektr. KV** bei kürzl. aufgetr. VHF; **OAK** (VKA; INR-Ziel 2-3). **Rhythmuserhalt und Rezidivprophylaxe:** Amiodaron (alternativ Disopyramid + BB); ggf. Katheterablation/ Ablationsprozedur mit septaler Myektomie bei refraktärem VHF |

## 7.2 Management Klappenvitien

Die Informationen dieses Kapitels basieren auf klinischer Erfahrung, Fachinformationen und folgenden Quellen: ESC 2012d, DGK 2011, ESC 2009.

### 7.2.1 Erworbene Vitien ESC 2012d

- OAK mit VKA empfohlen bei nativen Vitien und Vorhofflimmern (Blutungsrisiko berücksichtigen →S. 101); NOAKs nicht empfohlen, da bislang hierzu keine ausreichenden Studienergebnisse
- Ziel-INR 2–3; ggf. stärkere Antikoagulation bei Pat. mit Klappenprothese

**Therapie bei speziellen Herzklappenerkrankungen** ESC 2012d

| Herzklappenerkrankung | Therapie |
|---|---|
| Mitralklappenstenose (KÖF ≤ 1,5 m²) | **OAK** (Ziel-INR: 2–3) bei permanentem oder paroxysmalem VHF u. bei Pat. im SR, falls Zustand nach Embolie, Nachweis eines LA-Thrombus, dichte Spontanechos in Echokardiografie oder LA-Dilatation (Diameter ≥ 50 mm oder LA Volumen ≥ 60ml/m²; Acetylsalicylsäure oder andere Plättchenhemmer sind keine Alternative |
| Mechanische Herzklappen | Lebenslange Antikoagulation (**OAK**; Ziel-INR: abh. v. Klappenprothese und RF [→S. 113]); ggf. zusätzlich Acetylsalicylsäure bei begleitender Atherosklerose, Zustand nach TE-Ereignis trotz adäquter INR unter OAK |
| Biologische Herzklappen | 3 Monate nach Mitral- oder Trikuspidalklappenersatz: OAK; 3 Monate nach **Aortenklappenersatz**: Acetylsalicylsäure (niedr. Dosis) ggf. alternativ 3 Monate OAK; keine Langzeitantikoagulation erforderlich, außer zusätzliche Indikationen für OAK (z. B. VHF) |
| Zustand nach Mitralklappenrekonstruktion | 3 Monate postinterventionell **OAK** |
| Zustand nach TAVI und Zustand nach Mitraclip | Postinterventionell: **Acetylsalicylsäure** (niedr. Dosis) in Kombination mit **Thienopyridin\***, dann Monotherapie Acetylsalicylsäure oder Thienopyridin; bei zusätzlichen VHF: Kombination VKA und Acetylsalicylsäure oder Thienopyridin (CAVE Blutungsrisiko!) |

*Thienopyridine: Prasugrel, Ticlopidin, Clopidogrel

## Vorgehen bei Thrombose einer Klappenprothese

### Obstruktive Thrombosierung

- Patientenzustand **nicht** kritisch und zuletzt inadäquate Antikoagulation: UFH i.v. und Acetylsalicylsäure
  - Bei Therapieansprechen: Follow-up
  - Bei Therapieversagen: OP oder Fibrinolyse
- Pat. in kritischem Zustand oder Thrombosierung trotz adäquater Antikoagulation: OP oder Fibrinolyse: **Hochrisikosituationen!**
  - **Operation:** bei Pat. ohne schwere Komorbidität; ggf. weniger thrombogene Klappe einsetzen (Thrombogenität: →S. 113)
  - **Fibrinolyse:** bei Pat. mit schweren Komorbiditäten, schwer eingeschränkter Herzfunktion (vorbestehend), wenn OP nicht zeitnah möglich, Thrombose von Trikuspidal- oder Pulmonalklappenprothese (höhere Erfolgsrate, niedr. Risiko einer system. Embolie)

### Vorgehen bei linkskardialer obstruktiver Prothesenthrombose *nach ESC 2012d*

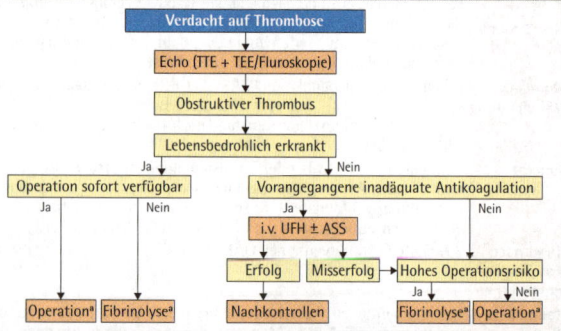

[a] Nutzen und Risiko bei der Behandlung müssen individuell abgewogen werden. Das Vorhandensein einer Prothese der ersten Generation ist ein Argument für eine Operation.

## Management Klappenvitien

### Nicht obstruktive Thrombosierung

Engmaschige TEE-Kontrolle und/oder Durchleuchtung! Meist **konservatives Vorgehen** ausreichend. OP oder Fibrinolyse nur, wenn absolut notwendig!
**OP:** bei Thrombus ≥ 10 mm und embol. Ereignis oder bei Thrombuspersistenz trotz optimaler Antikoagulation; alternativ **Fibrinolyse:** bei hohem OP-Risiko

### Vorgehen bei linkskardialer nichtobstrukt. Prothesenthrombose *nach ESC 2012d*

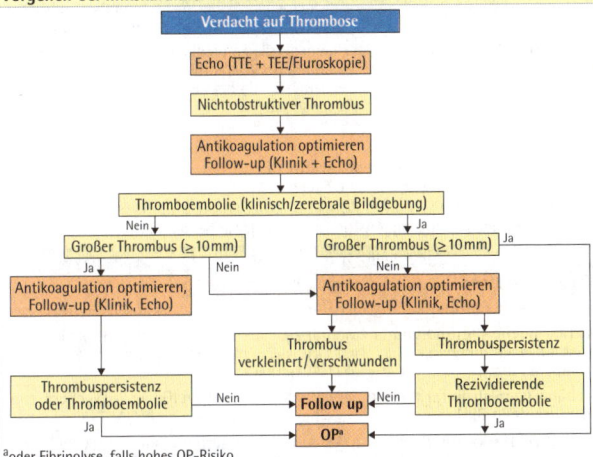

[a] oder Fibrinolyse, falls hohes OP-Risiko

### Mechanischer Klappenersatz: Ziel-INR

| Prothesen-thrombogenität | Patientenassoziierte Risikofaktoren[d] | |
|---|---|---|
| | Kein RF | ≥ 1 RF |
| Niedrig[a] | 2,5 | 3,0 |
| Intermediär[b] | 3,0 | 3,5 |
| Hoch[c] | 3,5 | 4,0 |

[a] Carbomedics, Medtronic Hall, St Jude Medical, ON-X. [b] andere Doppelflügelklappen. [c] Lillehei-Kaster, Omniscience, Starr-Edwards, Bjork-Shiley und andere Kippscheibenprothesen. [d] Zustand nach Mitral- oder Trikuspidalklappenersatz. Z.n. TE-Ereignis, VHF, Mitralklappenstenose (jeder Grad), LVEF < 35%.

## 7.2.2 Angeborene Vitien DGK 2011

| Klinischer Zustand | Therapie |
|---|---|
| **Zustand nach Fontan-OP** | RA: Blutstase möglich mit Gefahr der Thrombosierung => von manchen Zentren lebenslange Antikoagulation empfohlen (bisher keine Validierung durch Studienergebnisse); bei Vorhofthromben, -arrhythmie und Zustande nach TE-Ereignis: Antikoagulation |
| **Zyanotische Patienten** | Keine generelle Empfehlung für prophyl. Antikoagulation; bei VHF/Vorhofflattern: LZ-OAK mit VKA, Ziel INR 2–2,5 (höher bei Zustand nach mechan. Klappenersatz) |

## 7.2.3 Endokarditis

Während **aktiver infektiöser Endokarditis (IE)**
- Keine antithrombotische Therapie einleiten
- Vorbestehende OAK: erhöhtes Risiko für intrakranielle Blutungen
- Vorbestehende Pättchenaggregationshemmung: nur bei relevanten Blutung absetzen

| Management der antithrombotischen Therapie bei IE ESC 2009 | |
|---|---|
| Klinischer Zustand | Vorgehen |
| **Intrakranielle Blutung** | Jede Art der Antikoagulation absetzen! (IC) |
| **Intrakranielle Blutung und Zustand nach mechan. Klappenersatz** | Multidisziplinäre Entscheidung! UFH sobald möglich wiederansetzen (engmaschige Kontrolle aPTT/ACT) (IIaC) |
| **Ischämischer Hirninfarkt ohne intrakranielle Blutung** | OAK durch UFH ersetzen (Dauer: 2 Wochen), engmaschiges Monitoring von aPTT/ACT (IC) |
| **Kein Hirninfarkt und IE mit S. aureus** | OAK durch UFH ersetzen (Dauer 2 Wochen), engmaschiges Monitoring von aPTT/ACT (IIbC) |

# Mechanismen der Pharmakotherapie 115

# 8 Medikamente

(Dr. med. A. Ruß)

Bei den einzelnen Wirkstoffen sind zumeist nur die häufigsten unerwünschten Wirkungen und Kontraindikationen genannt; eine vollständige Listung findet sich in der jeweiligen Fachinformation.

## 8.1 Mechanismen der Pharmakotherapie

### 8.1.1 Gerinnungskaskade und Hemmmechanismen *modifiziert nach DGK 2012a*

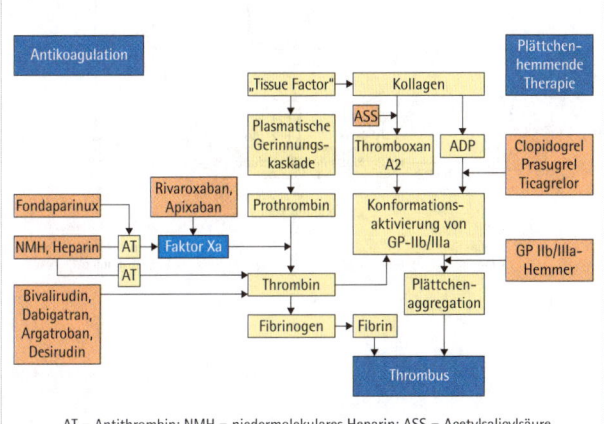

AT = Antithrombin; NMH = niedermolekulares Heparin; ASS = Acetylsalicylsäure

## 8.1.2 Angriffspunkte der Thrombozytenaggregationshemmer
*nach Patrono 2008 und Fachinformationen*

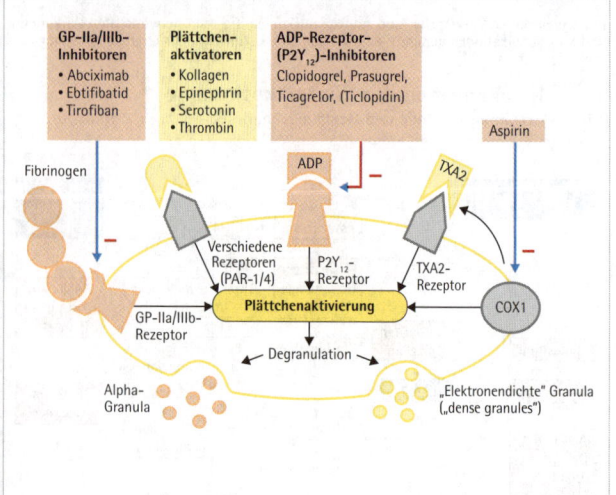

# Arzneimittel, die auf die Gerinnung einwirken

## 8.2 Arzneimittel, die auf die Gerinnung einwirken

### 8.2.1 Unfraktioniertes Heparin (UFH)

**Wm/Wi:** Komplexbildung mit AT-III ⇒ Beschleunigung d. inhib. Wi v. AT-III um Faktor 1000 ⇒ v. a. Hemmung v. Thrombin, Xa, XIa, XIIa, Kallikrein, Aktivierung Lipoproteinlipase; **UW/KI:** s. NMH

**Heparin** Rp.      HWZ 90–120 min, Qo 0.8, PPB 90%, PRC C, Lact +

| | |
|---|---|
| **Heparin-Calcium-ratioph.** *Amp. 5000IE/0.2ml, 12500IE/0.5ml; Fertigspr. 5000IE/0.2ml, 7500IE/0.3ml* <br> **Heparin-Natrium-ratioph.** *Amp. 5000IE/0.2ml, 25000IE/5ml, 100000IE/10ml, 250000IE/10ml; Fertigspr. 5000IE/0.2ml, 7500IE/0.3mg* | **Thrombose-Pro.:** 3 x 5000IE oder 2 x 7500IE s.c.; **Th. Thromboembolie:** 5000IE als Bolus i.v., dann 300–600IE/kg/d; Perf. (25000IE) = 500IE/ml: 1.7–3.3ml/h; Dosisanpassung nach PTT (1.5–2.5 x Normwert); **Ki.:** ini 50IE/kg i.v., dann 20IE/kg/h; **DANI** nicht erforderlich |

### 8.2.2 Heparinantidot

**Wm/Wi** (Protamin): Bildung einer salzartigen Heparinverbindung ⇒ Inaktivierung von Heparin; **UW** (Protamin): RR↓, HF↓, Dyspnoe, Hautrötung; **KI** (Protamin): Neugeborene

**Protamin-HCl** OTC      HWZ (24min) PRC C, Lact ?

| | |
|---|---|
| **Protamin Me** *Amp. 5000IE/5ml, 25000IE/5ml* <br> **Protamin Vale** *Amp. 5000IE/5ml, 25000IE/5ml* | Antagonisierung der Heparin-Wi: 1000IE inaktivieren 1000IE Heparin, langsam i.v. |

### 8.2.3 Niedermolekulare Heparine (NMH)

**Wm/Wi:** Molekulargewicht ↓ ⇒ Thrombinhemmung ↓, whrd. Faktor-Xa-Hemmung ↑; Wi auf Thrombozytenfkt. ↓, Fibrinolyse ↑ ⇒ antithrombot. Wi ↑, Blutungsgefahr ↓; geringere Neutralisation durch Plättchenfaktor 4; s.c.-Anw.: dtl. höhere Bioverfügbarkeit; längere HWZ; **UW** (Enoxaparin): Blutung, Thrombozytose, Thromboembolie, Transaminasen ↑, allerg. Reaktion, Urtikaria, Pruritus, Erythem, Hämatom/Schmerzen an Inj.-Stelle; **KI** (Enoxaparin): bek. Überempf., < 6W zurücklieg. OP an ZNS, Auge, Ohr, < 30d zurücklieg., klin. relev. Blutung, < 6M zurücklieg. hämorrhag. Schlaganfall o. andere intrakran. Blutungen, akute o. anamnestisch bek. intrakranielle Erkrankung, klin. relev. Gerinnungsstrg., Magen- o. Darmulzera, Abortus imminens, schwere Leber- oder Pankreaserkr., unkontrollierbare schwere Hypertonie, Endokarditis, allerg. bed. Thrombozytopenie (HIT-Typ II) auf Heparin, V. a. vaskuläre Retinopathie, Glaskörper- o. andere intraokuläre Blutungen, gleichzeitige Lumbalpkt., Epidural- oder Periduralanästhesie

**Certoparin** Rp      HWZ 4.3h

| | |
|---|---|
| **Mono-Embolex** *Fertigspr. 3000IE/0.3ml, 8000IE/0.8ml* <br> **Mono-Embolex multi** *Inj.Lsg. 90000IE/15ml (3000 IE/0.5ml)* <br> **Sandoparin Nm** *Fertigspr. 3000IE/0.3ml* | **Postop. Thromb.-Pro.:** ini 3000IE s.c. 1–2h vor OP-Beginn, dann 1/d 3000IE; **Thromb.-Pro. internistische Pat. und bei ischämischem Schlaganfall:** 1 x 3000IE s.c.; **Th. tiefe Venenthromb.:** 2 x 8000IE s.c.; **DANI** vorsichtige Anw. bei schwerer NI (GFR < 30), **DALI** KI bei schwerer LI |

# 8 Medikamente

## Dalteparin Rp
HWZ 2–5 h, PRC B, Lact?

**Fragmin P** *Fertigspr. 2500IE/0.2ml*
**Fragmin P forte** *Fertigspr. 5000IE/0.2ml*
**Fragmin** *Amp. 10000IE/1ml; Fertigspr. 10000IE/0.4ml, 12.500IE/0.5ml, 15000IE/0.6ml, 18000/0.72ml*
**Fragmin D** *Amp. 10000IE/4ml*
**Fragmin Multidose** *Inj.Lsg. 100000IE/4ml, 100000IE/10ml*

**Postop. Thrombose-Pro.:** ini 2500IE s.c. 2h vor OP-Beginn, dann 1 x 2500IE; bei hohem Risiko: 5000IE am Abend vor OP, dann 1 x 5000IE; **Thrombose-Pro. internistischer Pat.:** 1 x 5000IE; **Th. tiefe Venenthrombose:** 1 x 200IE/kg s.c. oder 2 x 100IE/kg s.c., max. 18000IE/d; **Rezidiv-Pro. Thromboembolie bei onkologischen Pat.:** 1 x 150IE/kg s.c., Dosisreduktion bei Thrombopenie (s. Fachinfo); **Antikoagulation b. Dialyse:** 85IE/kg als Bolus i.v.; **kontinuierl. Antikoagul.** ini 30–35IE/kg, dann 10–15IE/kg/h, bei hohem Blutungsrisiko ini 5–10IE/kg, dann 4–5IE/kg/h;
**DANI, DALI** vorsichtige Anwendung

## Enoxaparin Rp
HWZ 4.5h

**Clexane** *Fertigspr. 20mg/0.2ml, 40mg/0.4ml, 60mg/0.6ml, 80mg/0.8ml, 100mg/1ml*
**Clexane multidose** *Inj.lsg. 1000mg/10ml*
**Lovenox** *Fertigspr. 20mg/0.2ml, 40mg/0.4ml, 60mg/0.6ml, 80mg/0.8ml, 100mg/1ml*

**Postop. Thrombose-Pro.:** 1 x 20mg s.c., Beginn 2h präop.; hohes Risiko 1 x 40mg s.c., Beginn 12h präop.; **Thrombose-Pro. nichtchirurgischer Pat.:** 1 x 40mg s.c.; **Th. tiefe Venenthromb.:** 2 x 1mg/kg s.c.; **Antikoagul. bei Dialyse:** 0.01mg/kg (Lsg. multidose) i.v. bzw. individuelle Dosis; **NSTEMI, instabile AP:** 2 x 1mg/kg s.c.; **STEMI:** Pat. < 75J: Bolus 30mg i.v., 2 x 1mg/kg s.c.; Pat. > 75J: kein Bolus, 2 x 0.75mg/kg s.c.;
**DANI** GFR > 30: 100%; < 30: s. Fachinfo; **DALI** KI bei schwerer L

## Nadroparin Rp
HWZ 3.3h

**Fraxiparin** *Fertigspr. 1900IE/0.2ml, 2850IE/0.3ml, 3800IE/0.4ml, 5700IE/0.6ml, 7600IE/0.8ml, 9500IE/1ml*
**Fraxiparin Multi** *Amp. 47.500IE/5ml, 142.500IE/15ml (1ml = 9500IE)*
**Fraxodi** *Fertigspr. 11400IE/0.6ml, 15200IE/0.8ml, 19000IE/1.0ml*

**Postop. Thromb.-Pro.:** 2850IE 2h vor OP, dann 1x d 2850IE s.c. für 7d; Hüft-OP: s. Packungsbeilage; **Antikoagul. bei Dialyse:** 2850–5700IE i.v.; **Ther. tiefe Venenthromb.:** Fraxiparin: < 50kg: 2 x 0.4ml; 50–59kg: 2 x 0.5ml; 60–69kg: 2 x 0.6ml; 70–79kg: 2 x 0.7ml; 80–89kg: 2 x 0.8ml; > 90kg: 2 x 0.9ml s.c.; Fraxodi: 1x d s.c. ml/kg s.o.;
**DANI** KI bei schwerer NI (GFR < 30), vors. Anw. b. GFR ≥30–<60; **DALI** KI bei schwerer LI

# Arzneimittel, die auf die Gerinnung einwirken 119

| Reviparin Rp | HWZ 3.3 h |
|---|---|
| **Clivarin** *Fertigspr. 1750IE/0.25ml, Fertigspr. 0.6ml: 5726IE/ml* **Clivarodi** *Fertigspr. 0,6ml: 17178IE/ml* | **Peri- u. postop. Thromboembolie-Pro.:** ini 3436I.E/0,6ml s.c. 12h vor OP-Beginn, dann 1 x tgl. 3436I.E./0,6ml s.c.; **Immobilisierende Verbände:** 1 x tgl. 1750I.E./0,25 ml s.c.; **Ther. tiefe Venenthrombose:** > 60kg: 1 x tgl. 10307I.E./0,6ml s.c., 45-60kg: 2 x tgl. 3436I.E./0,6ml s.c., 35-45kg: 2 x tgl. 2863I.E./0,5ml; **DANI, DALI:** KI bei schwerer NI/LI |

| Tinzaparin Rp | HWZ 3-4h, PRC B, Lact ? |
|---|---|
| **Innohep** *Fertigspr. 3500IE/0.3ml* **Innohep multi** *20000IE/2ml, 50000IE/5ml* **Innohep 20000** *Fertigspr. 10000IE/0.5ml, 14000IE/0.7ml, 18000IE/0.9ml; Amp. 40000IE/2ml* | **Postop. Thrombose-Pro.:** ini 3500IE s.c. 2h vor OP-Beginn, dann 1 x d 3500IE s.c.; **Th. tiefe Venenthrombose:** 1 x d 175IE/kg s.c.; **DANI, DALI:** KI bei schwerer NI/L |

### 8.2.4 Indirekter Faktor-Xa-Inhibitor

**Wm/Wi** (Fondaparinux): Faktor-Xa-Hemmung; **UW** (Fondaparinux): Blutungskomplikationen, Anämie, Thrombopenie, Ödeme, veränderte Leberfkt.-tests; **KI** (Fondaparinux): bekannte Überempfindlichkeit, aktive Blutung, bakterielle Endokarditis, schwere NI

| Fondaparinux Rp | HWZ 17-21h, PRC B, Lact ? |
|---|---|
| **Arixtra** *Fertigspr. 1.5mg/0.3ml, 2.5mg/0.5ml, 5mg/0.4ml, 7.5mg/0.6ml, 10mg/0.8ml* | **Thrombose-Pro.:** ini 6h post-OP 2.5mg s.c., dann 1 x 2.5mg für 5-9d; **DANI** GFR > 50: 100%; 20-50: 1.5mg/d; < 20: KI; **Th. oberflächliche Venenthrombose der unteren Extremität:** 1 x 2.5mg s.c. für 30-45d; **Th. tiefe Venenthrombose und Lungenembolie:** < 50kg: 1 x 5mg s.c.; 50-100kg: 1 x 7.5mg; > 100kg: 1 x 10mg; **NSTEMI, instabile AP:** 1 x 2.5mg s.c. für max. 8d; **STEMI:** 1 x 2.5 mg, 1. Dosis i.v., dann s.c. für max. 8d; **DANI** GFR > 30: 100%; < 30: KI; **DALI** nicht erforderlich |

## 8.2.5 Direkte Faktor-Xa-Inhibitoren

**Wm/Wi** (Apixaban, Rivaroxaban): selektiver, dir. Inhibitor v. Faktor Xa; **UW** (Apixaban): Anämie, Epistaxis, Blutungen (incl. vaginal, urethral), Blutungen am Auge, Übelkeit, andere Blutungen, Hämatome, GI-Blutungen (incl. Hämatemesis, Meläna), Rektal- u. Zahnfleischblutungen, Hämaturie, Kontusion; **UW** (Rivaroxaban): Blutung nach Eingriff, Bluterguss, Wundsekretion, Anämie, Schwindel, Kopfschmerz., Augeneinblutungen, Hypotonie, Synkope, Tachykardie, Hämatome, Epistaxis, Zahnfleischbluten, GI- (incl. Rektal-)Blutungen, GI- u. abdominale Schmerzen, Dyspepsie, Übelkeit, Verstopfung, Durchfall, Erbrechen, ↑Transaminasen , Pruritus, Hautrötung, Ekchymose, kutane u. subkutane Blutung, Schmerzen d. Extremitäten, Blutung im Urogenitaltrakt, Einschränkung d. Nierenfkt., Fieber, per. Ödeme, ↓Leistungsfähigkeit; **KI** (Apixaban): bek. Überempfindlichkeit, klin. relevante akute Blutung, Lebererkr. mit Koagulopathie u. klin. relev. Blutungsrisiko, Läsionen o. klin. Situationen mit hohem Blutungsrisiko, gleichzeitige Anw. anderer Antikoagulanzien außer bei Umstellung d. Antikoagulationsth. o. bei Gabe v. UFH zur Durchgängigkeit v. ZVK/art. Katheter; SS/SZ: Apixaban in SS nicht empfohlen; SZ: Th. o. Stillen unterbrechen; **KI** (Rivaroxaban): klin. relevante akute Blutung, Läsionen o. klin. Situationen mit hohem Blutungsrisiko, bek. Überempf., Lebererkr. mit Koagulopathie u. klin. relev. Blutungsrisiko (incl. Pat. mit Child B, C), gleichz. Anw. anderer Antikoagulanzien außer bei Umstellung d. Antikoagulationsth. o bei UFH-Gabe zur Durchgängigkeit v. ZVK/art. Katheter, SS/SZ

### Apixaban Rp — HWZ 12h, PPB 87%

| Eliquis *Tbl. 2.5, 5mg* | **Pro. venöser TE bei elektivem Hüft-/Kniegelenkersatz:** 2 x 2.5mg p.o., Beginn 12-24h post OP, für 32-38d (Hüfte) bzw. 10-14d (Knie); **Pro. Schlaganfall/system. Embolien bei nicht-valvulärem VHF:** 2 x 5mg p.o.; Pat. mit mind. 2 Kriterien ($\geq$ 80J, $\leq$ 60kg oder Krea $\geq$ 1.5mg/dl): 2 x 2.5mg; **DANI:** GFR > 30: 100%, 15-29: 2 x 2.5mg, < 15: Anw. nicht empfohlen; **DALI:** Child A/B: vors. Anw., Child C: nicht empfohlen; KI bei Lebererkrankung mit Koagulopathie u. erhöhtem Blutungsrisiko |
|---|---|

### Rivaroxaban Rp — HWZ altersabhängig 5-9h (jünger) bzw. 11-13h (älter), PPB 94%

| Xarelto *Tbl. 2.5, 10, 15, 20mg* | **Pro. venöser TE bei elektivem Hüft-/Kniegelenkersatz:** 1 x 10mg p.o. 6-10h post-OP, dann 10mg/d für 35d (Hüfte) bzw. 14d (Knie); **Therapie tiefer Venenthrombosen, Lungenembolie:** d1-21 2 x 15mg p.o., ab d22 1 x 20mg; **Pro. rez. TVT/LE:** 1 x 20mg p.o.; **Pro. Schlaganfall/system. Embolien bei nicht-valvulärem VHF:** 1 x 20mg p.o.; **Sek.-Pro. nach ACS mit erhöhten kard. Biomarkern:** 2 x 2.5 mg in Komb. mit Aspirin o. mit Aspirin + Clopidogrel/Ticlopidin; **DANI** GFR > 50: 100%; 15-49: s. Fachinfo; < 15: Anw. nicht empfohlen; **DALI** KI bei Lebererkrankung mit Koagulopathie und erhöhtem Blutungsrisiko |
|---|---|

## Arzneimittel, die auf die Gerinnung einwirken 121

### 8.2.6 Direkte Thrombininhibitoren

**Wm/Wi** (Argatroban, Bivalirudin, Dabigatran): direkter spezif. Thrombininhibitor; **Wm/Wi** (Desirudin): rekomb. Hirudin, dir. Thrombinhemmung; **UW** (Argatroban): Blutungskompl., Anämie, Leukopenie, Thrombopenie, Thrombose, Thrombophlebitis, Purpura, Übelkeit, Erbrechen, Kopfschmrz; **UW** (Bivalirudin): Hb↓, Blutungskompl., Ecchymosis, allerg. Reakt., Fieber, Anämie, Thrombopenie, Kopfschmerz, HRST, Exanthem, Rückenschmerzen; **UW** (Dabigatran): Anämie, Hb↓, Epistaxis, GI-Blutung, Hautblutungen, Bauchschmrz., Diarrhoe, Übelkeit, Dyspepsie, abnorme Leberfunkt. bzw. Leberfkt.-Tests, urogenitale Blutung; **UW** (Desirudin): Blutungskompl., Anämie, Übelkeit, Wundsekretion, Fieber, Verhärtung Injektionsstelle, Hämatome, Ödeme, allerg. Rkt., **KI** (Argatroban): unkontrollierbare Blutungen, bek. Überempf., schwere Leberfktsstrg.; **KI** (Bivalirudin): bek. Überempf., aktive Blutungen, ↑ Blutungsrisiko (gestörte Hämostase, irrevers. Gerinnungsstrg.), unkontrol. Hypertonie, subakute bakt. Endokarditis, GFR < 30, Hämodialyse; **KI** (Dabigatran): bek. Überempf., GFR < 30, akute klin. relevante Blutung, Läsionen o. klin. Situationen mit hohem Blutungsrisiko, Beeinträchtigung d. Leberfkt. o. Lebererkr., die Auswirkungen auf Überleben erwarten lässt; gleichzeitige Anw. anderer Antikoagulanzien außer bei Umstellung d. Antikoagulationstx. o. bei Gabe von UFH zur Durchgängigkeit v. ZVK/art. Katheter, gleichz. Anwendung v. Ketoconazol, Ciclosporin, Itraconazol, Tacrolimus, Dronedaron; Pat. mit künstl. Herzklappen, die gerinnungshemmende Th. benötigen; **SS/SZ**: Dabigatran sollte in SS nicht eingenommen werden, außer wenn unbedingt erforderlich; Stillen sollte unterbrochen werden; **KI** (Desirudin): bek. Überempf., akt. Blutung, irrevers. Gerinnungsstrg., schwere Nieren-/Leberfkt.strg., unkontrol. Hypertonie, subakute bakt. Endokarditis

| Argatroban Rp. | HWZ 1h PPB 54% PRC B, Lact ? |
|---|---|
| **Argatra** *Inj.Lsg. 250mg/2.5ml* | **Antikoagulation bei HIT-2:** 2µg/kg/min i.v., Dosisanpassung nach PTT (Ziel: 1.5-3 x Ausgangswert), max. 10µg/kg/min, Therapiedauer max. 14d; **DANI** nicht erforderl.; **DALI** Child B: ini 0.5µg/kg/min; Child C: KI |

| Bivalirudin Rp. | HWZ 13–37 min |
|---|---|
| **Angiox** *Inj.Lsg. 250mg* | **Instabile AP, NSTEMI:** ini 0.1mg/kg i.v., dann 0.25mg/kg/h bis zu 72h; s. Fachinfo f. Dosierung b. nachfolg. Interventionen; **PCI:** ini 0.75mg/kg als i.v.-Bolus, dann 1.75mg/kg/h für Dauer des Eingriffs, ggf. weitere 4h; **DANI** GFR 30–59: 1.4mg/kg/h, aktuelle Gerinnung (ACT) kontrol.; < 30, HD: KI; **DALI** nicht erforderl. |

| Dabigatranetexilat Rp | HWZ 12–14 h PPB 35% |
|---|---|
| **Pradaxa** *Kps. 75, 110, 150mg* | **Pro. venöser TE bei elektivem Hüft-/Kniegelenkersatz:** 110mg p.o. 1-4h post-OP, dann 1 x 220mg für 10d (Knie) bzw. 28-35d (Hüfte); GFR 30–50, > 75 J, gleichz. Gabe v. Verapamil, Amiodaron, Chinidin: 1 x 150mg; **Pro. Schlaganfall/system. Embolien bei nicht-valvulärem VHF:** 2 x 150mg p.o. ≥ 80J, Pat. mit Verapamileinnahme: 2 x 110mg; bes. Pat.-gruppen: s. Fachinfo; **DANI:** GFR < 30: KI; 30-50: s. Fachinfo; > 50: 100%; **DALI:** GPT > 2 x oberer Grenzwert: Anw. nicht empfohlen |

| Desirudin Rp | HWZ 2-3 h |
|---|---|
| Revasc *Inj.Lsg. 15mg/0,5ml* | **Pro. Thromboembolie bei elekt. Knie-/Hüftgelenkersatz:** erste Gabe 5-15 min prä-OP, bei Regionalanästhesie erst nach Einleitung; post-OP 15mg 2x/d für 9-12d; **DANI:** GFR 30-90: aPTT-Überwachung; < 30: KI; **DALI:** leichte bis mäßige LI: aPTT-Überwachung; schwere LI: KI |

### 8.2.7 Heparinoide

**Wm/Wi** (Danaparoid): Faktor-Xa-Hemmung; **UW** (Danaparoid): Blutungskomplikationen, allergische Reakt., Thrombopenie; **KI** (Danaparoid): hämorrhagische Diathese, kurz zuvor Schlaganfall/OP am Gehirn, bakterielle Endokarditis, diabet. Retinopathie, fortgeschrittene NI und LI, Überempfindlichkeit gegen Wirkstoff bzw. Sulfit, , unkontr. Hypertonie, GI-Ulcus, SS/SZ

| Danaparoid Rp. | HWZ 7-14h, $Q_0$ 0.58, PRC B, Lact ? |
|---|---|
| Orgaran *Amp. 750E/0.6ml* | **Thrombose-Pro.:** 2 x 750E s.c.; **Ki.:** 2 x 10E/kg s.c.; **Thromboembolie bei HIT II:** ini 2500E (< 55kg: 1250E; > 90kg: 3750E) i.v. dann 400E/h für 4h, dann 300E/h für 3h, Erh.Dos. 150-200E/h; **Ki.:** ini 30E/kg, dann 1.2-4E/kg/h i.v.; **DANI, DALI** KI bei schwerer NI/LI |

### 8.2.8 Cumarinderivate

**Wm/Wi:** Hemmung der Vit.-K-vermittelten Carboxilierung $Ca^{2+}$-abhängiger Gerinnungsfakt. (II, VII, IX, X) in der Leber; **UW** (Phenprocoumon): Hämaturie, Epistaxis, Zahnfleischbluten, Hämatome nach Verletzungen, Hepatitis, Ikterus; **KI** (Phenprocoumon): bek. Überempfindlichkeit, Erkrankungen mit erhöhter Blutungsbereitschaft, frischer Apoplex, Endocarditis lenta, Perikarditis, Hirnarterienaneurysma, dissez. Aortenaneurysma, Magen-Darm-Ulzera, OPs am Auge, OPs od. Traumen am ZNS, Retinopathien m. Blutungsrisiko, fixierte u. behandlungsrefraktäre Hypertonie (> 200/105 mmHg), kavernöse Lungen-Tbc, nach Uro-OP mit Makrohämaturie, ausgedehnte offene Wunden, SS (Ausnahme: absolute Indikation zur Antikoagulation bei lebensbedrohl. Heparinunverträglichkeit);

| Phenprocoumon Rp. | HWZ 150h, $Q_0$ 1.0, PPB 99% |
|---|---|
| Falithrom *Tbl. 1.5, 3mg*<br>Marcumar *Tbl. 3mg*<br>Marcuphen *Tbl. 3mg*<br>Phenpro Abz *Tbl. 3mg*<br>Phenpro-ratioph. *Tbl. 3mg*<br>Phenprogamma *Tbl. 3mg* | **Langzeitantikoagulation, Pro. arterieller und venöser Thrombosen und Embolien:** d1: 6-9mg p.o., d2: 6mg; Erh.Dos. je nach INR-Wert 1 x 1.5-4.5mg (abends); **DANI** nicht erforderlich |
| Warfarin Rp. | HWZ 35-45h, $Q_0$ 1.0, PPB 99%, PRC X, Lact + |
| Coumadin *Tbl. 5mg* | **Langzeitantikoagulation, Pro. arterieller und venöser Thrombosen und Embolien:** ini 2.5-10mg, Erh.Dos. je nach INR-Wert 2.5-10mg (abends); **DANI** nicht erforderlich |

## Arzneimittel, die auf die Gerinnung einwirken

### 8.2.9 Fibrinolytika

**Wm** (Urokinase, rtPA): proteolytische Umwandlung von Plasminogen in Plasmin;
**Wm** (Streptokinase): Bildung eines Streptokinase-Plasminogen-Komplexes ⇒ Umwandlung von freiem Plasminogen in Plasmin (Plasmin baut Fibrin ab); **Wi:** Auflösung noch nicht organisierter Thromben; **UW:** Blutungskomplikation, Kopf-/Rückenschmerzen, anaphylakt. Reakt.; **KI:** schwere Hypertonie, Aortenaneurysma, Endokarditis, Ulzera, Pankreatitis, fortgeschrittenes Malignom, pathologische Hämostase, OP/Punktion < 10d, i.m.-Injektion < 7d, Ösophagusvarizen, SS: 1. Trimenon;

| Alteplase (rt-PA) Rp. | HWZ 26–46min, $Q_0$ 1.0, PPB 0%, PRC C, Lact ? |
|---|---|
| Actilyse *Inj.Lsg. 10mg/10ml, 20mg/20ml, 50mg/50ml* | **Herzinfarkt, akut:** 15mg über 2min i.v. → 50mg über 0.5h → 35mg über 1h; < 65kg: 15mg → 0.75mg/kg → 0.5mg/kg; **Lungenembolie:** 10mg i.v. über 2min → 90mg über 2h; < 65kg Gesamtdosis max. 1.5mg/kg; **zerebrale Ischämie:** 0.9mg/kg, max. 90mg über 1h, davon 10% als Initialbolus, kein Heparin! **DALI** KI bei schwerer Lebererkrankung |

| Reteplase Rp. | HWZ 13–16min, PRC C, Lact ? |
|---|---|
| Rapilysin *Inj.Lsg. 10U* | **Herzinfarkt:** 10U als Bolus i.v., Wdh. nach 30min; **DANI, DALI** KI bei schwerer NI, LI |

| Streptokinase Rp | HWZ 18–83min, $Q_0$ 1.0, PRC C, Lact ? |
|---|---|
| Streptase *Inf.Lsg. 0.25, 0.75, 1.5 Mio IE* | **Herzinfarkt, akut:** 1.5 Mio IE i.v. über 1h; **peripherer venöser/arter. Gefäßverschluss:** 0.25 Mio IE i.v. über 30min, dann 1.5 Mio IE/h über 6h, evtl. Wdh. nach 1d oder 100000IE/h über max. 5d |

| Tenecteplase Rp. | HWZ 17–20min, PRC C, Lact ? |
|---|---|
| Metalyse *Inj.Lsg. 8000U (40mg)/8ml, 10000U (50mg)/10ml* | **Herzinfarkt, akut:** < 60kg: 30mg; 60–69kg: 35mg; 70–79kg: 40mg; 80–89kg: 45mg; > 90kg: 50mg als Bolus i.v.; **DALI** KI bei schwerer Leberfunktionsstrg. |

| Urokinase Rp. | HWZ 20min od. weniger, PRC B, Lact ? |
|---|---|
| Rheothromb *Inf.Lsg. 0.5 Mio IE*<br>Urokinase medac *Inf.Lsg. 10000IE, 50000IE, 100000IE, 250000IE, 500000IE, 1Mio IE* | **Arterielle Thrombose:** 0.25–0.6 Mio IE über 10–20min i.v., dann 80000–150000IE/h über 4–5d; **LE:** 2000–4400IE/kg über 10–20min i.v., dann 2000IE/kg/h; **venöse Thrombose:** 0.25–0.6 Mio IE über 10–20min i.v., 40000–100000IE/h über 7–14d; **DANI, DALI** KI bei schwerer NI, LI |

# 8 Medikamente

## 8.2.10 Protein C

**Protein C** Rp.

| Ceprotin *Inj.Lsg. 500, 1000IE* | **Purpura fulminans, cumarininduz. Hautnekrosen, schwerer angeb. Protein-C-Mangel:** ini 60–80IE/kg i.v., dann nach Protein-C-Spiegel; **DANI, DALI** engmaschige Kontrolle |
|---|---|

## 8.2.11 Antifibrinolytika

**Wm/Wi** (Aminomethylbenzoesäure, Aprotinin): Hemmung der Plasminbildung/-wirkung ⇒ sofortige Fibrinolysehemmung; **Wm/Wi** (Tranexamsäure): Plasminogenaktivatorhemmung ⇒ verzögerte Fibrinolysehemmung; **UW:** Übelkeit, Erbrechen, Diarrhoe, orthostatische Regulationsstörung, allergische Reaktionen; **KI:** SZ, Cave in SS

**Aminomethylbenzoesäure** Rp

| Pamba *Tbl. 250mg* | **Lokale und generalis. hyperfibrinolyt. Blutungen:** 2–3 x 250mg p.o., max. 1000mg/d; **DANI** KI bei schwerer N |
|---|---|

**Tranexamsäure** Rp | HWZ 1.9–3.3 h, $Q_0$ 0.03

| Cyklokapron *Tbl. 500mg; Inj.Lsg. 500mg/5ml* | **Pro./Th. hyperfibrinolyt. Blutung:** 6–8 x 500mg p.o.; 2–3 x 500–1000mg i.v./i.m.; **Ki.:** ini 10mg/kg i.v./i.m. über 15 min, dann 1mg/kg/h; **DANI** Krea (mg/dl): 1.35–2.82: 2 x 10mg/kg i.v., 2 x 15mg/kg p.o.; 2.82–5.65: 1 x 10mg/kg i.v., 1 x 15mg/kg p.o.; > 5.65: 1 x 5mg/kg i.v., 1 x 7.5mg/kg p.o. |
|---|---|

## 8.2.12 Thrombozytenaggregationshemmer

**Wm** (Abciximab, Eptifibatid, Tirofiban): Antagonist des Glykoprotein-IIb/IIIa-Rezeptors; **Wm** (ASS): Hemmung der Cyclooxygenase ⇒ ↓ Synthese v. Thromboxan A2 (Aggregationsaktivator von Thrombozyten) und von Prostazyklin (Aggregationsinhibitor im Endothel); **Wm** (Clopidogrel, Prasugrel, Ticagrelor, Ticlopidin): Blockade des ADP-Rezeptors an Thrombozyten; **Wm** (Dipyridamol): Hemmung der Phosphodiesterase ⇒ aggregationshemmendes cAMP in Thrombozyten ↑; **UW** (Abciximab, Tirofiban): Blutung, Thrombopenie, Übelkeit, Fieber, Kopfschmerz; **UW** (ASS): Ulkus, allergische Hautreaktionen, Schwindel, Tinnitus, Sehstörung, Nausea, Bronchospasmus, Alkalose, Azidose; **UW** (ASS + Esomeprazol): Kopfschmerzen, Bauchschmerzen, Diarrhoe, Dyspepsie, Flatulenz, Übelk., Erbrechen, Obstipation; **UW** (Clopidogrel): Hämatome, Epistaxis, GI-Blutungen, Bauchschmerzen, Dyspepsie, Durchfall, Hämatome, Blutung an Punktionsstellen; **UW** (Prasugrel): Anämie, Hämatom, Epistaxis, GI-Blutung, Exanthem, Ekchymose, Hämaturie, Hämatom/Blutung an Punktionsstelle Hämatom nach stumpfer äußerer Einwirkung; **UW** (Ticagrelor): Dyspnoe, Epistaxis, GI-Blutung, subkutane/dermale Blutungen, Blutung an Eingriffstelle; **UW** (Ticlopidin): Agranulozytose, Panzytopenie, allerg. Hautreaktion; **KI** (Abciximab, Tirofiban): zerebrovask. Komplikationen in letzten 2J, OP/Trauma in letzten 2M, Thrombopenie, Vaskulitis, Aneurysma, AV-Fehlbildungen, hypertensive/diabet. Retinopathie; **KI** (ASS): Ulzera, hämorrhag. Diathese, Anw.Beschr. SS/SZ, Ki.; **KI** (ASS + Esomeprazol): bek. Überempf., Pat. mit asthmat. Beschwerden, Rhinitis, Urtikaria auf ASS o. andere

## Arzneimittel, die auf die Gerinnung einwirken 125

NSAR, Hämophilie, Thrombopenie, Leberzirrh., schwere Herzinsuff., schwere NI., gleichz. Anw. v. Nelfinavir **KI** (Clopidogrel): bek. Überempf., schwere Leberfkt.strg., akute Blutung, SS/SZ: Anw. nicht empfohlen; **KI** (Prasugrel): bek. Überempf., Schlaganfall u./o. TIA in Anamnese, aktive patholog. Blutung, Leberfktstrg. Child C; SS: sorgfältige Nutzen-/Risiko-Abwägung, s. Fachinfo; SZ: Anw. nicht empfohlen; **KI** (Ticagrelor): bek. Überempf., aktive patholog. Blutung, anamnest. intrakran. Blutung, mäßige/schwere Leberfktstrg.; gleichz. Gabe starker CYP-3A4-Inhib. (z.B. Ketoconazol, Clarithromycin, Nefazodon, Ritonavir, Atazanavir), SS/SZ: Anw. nicht empfohlen; **KI** (Ticlopidin): BB-Veränderung, SS/SZ;

| Abciximab Rp | HWZ 10–30min, Q0 1.0, PRC C, Lact? |
|---|---|
| ReoPro *Inf.Lsg. 10mg/5ml* | **Koronarintervention, instabile AP:** ini 0.25mg/kg i.v., dann 0.125µg/kg/min über 12h; **DANI, DALI** KI bei HD, schwerer NI, LI |

| Acetylsalicylsäure (ASS) OTC | HWZ 15min (3h), Q0 1.0 (0.8), PRC D, Lact? |
|---|---|
| Aspirin *Tbl. 100, 300mg*<br>ASS Isis *Tbl. 100mg*<br>ASS-ratioph. *Tbl. 100, 300mg*<br>Godamed *Tbl. 50, 100, 300mg*<br>Herz ASS-ratioph. *Tbl. 50, 100mg*<br>Miniasal *Tbl. 30mg* | **Instabile AP, akuter Herzinfarkt:** 1 x 75–300mg p.o.; **Sekundär-Pro. KHK, AVK, zerebrale Ischämie, TIA:** 1 x 30–300mg p.o.; |

| Acetylsalicylsäure + Esomeprazol Rp | |
|---|---|
| Axanum *Tbl. 81+20mg* | **Pro. thrombotischer kardio- und zerebrovaskulärer Ereignisse + Pro. ASS-induzierter gastroduodenaler Ulzera:** 1 x 81+20mg p.o.; **DANI** GFR < 30: KI; **DALI** KI bei Leberzirrhose |

| Cilostazol Rp | HWZ 10h, PPB 98% |
|---|---|
| Pletal *Tbl. 50, 100mg* | **AVK:** 2 x 100mg p.o.; **DANI** GFR > 25: 100%; < 25: KI; **DALI** KI bei mittel-/schwerer LI |

| Clopidogrel Rp | HWZ 8h, Q0 > 0.8, PRC B, Lact ? |
|---|---|
| Carder *Tbl. 75mg*<br>Clopidogrel HEXAL *Tbl. 75mg*<br>Clopidogrel-ratioph. *Tbl. 75mg*<br>Iscover *Tbl. 75, 300mg*<br>Plavix *Tbl. 75, 300mg* | **Sekundär-Pro. KHK, AVK, zerebr. Ischämie, TIA:** 1 x 75mg p.o.; **ACS ohne ST-Hebung (inkl. Pat. nach PCI mit Stenting), STEMI (bei Pat., die für Fibrinolyse infrage kommen):** ini 300mg p.o., dann 1 x 75mg, Komb. m. ASS; **Pro. atherothrombot. u. thromboembol. Ereignisse bei VHF:** 1 x 75mg, Komb. m. ASS; **DANI** vors. Anwendung; **DALI** KI bei schwerer Leberfkt.strg. |

| Clopidogrel + ASS Rp | |
|---|---|
| DuoPlavin *Tbl. 75+100mg* | **Akutes Koronarsyndrom ohne ST-Hebung (inkl. Pat. nach PCI mit Stenting), STEMI (bei Pat., die für Fibrinolyse infrage kommen):** 1 x 75+100mg p.o.; **DANI, DALI** KI bei schwerer NI, LI |

# 8 Medikamente

| Dipyridamol + ASS Rp | |
|---|---|
| Aggrenox *Kps. 200+25(ret.)mg* | Sekundär-Pro. nach TIA, zerebraler Ischämie: 2 x 1Kps. p.o. |

| Eptifibatid Rp | HWZ 1.13–2.5 h, Qo 0.6, PRC B, Lact? |
|---|---|
| Integrilin *Inj.Lsg. 20mg/10ml;* *Inf.Lsg. 75mg/100ml* | **Instabile AP, Non-Q-Wave-Infarkt:** ini 180µg/kg i.v., dann 2µg/kg/min; **DANI** GFR 30-50: 1µg/kg/min; < 30: KI |

| Prasugrel Rp | HWZ 7 h, PPB 98% |
|---|---|
| Efient *Tbl. 5, 10mg* | **Pro. atherothrombotischer Ereignisse bei akutem Koronarsyndrom (instab. AP, NSTEMI, STEMI) mit primärer o. verzögerter PCI:** ini 60mg p.o., dann 1 x 10mg, Komb. mit ASS; < 60kg: 1 x 5mg; > 75J: Anw. nur nach sorgfältiger Nutzen-Risiko-Abwägung, 1 x 5mg; **DANI** nicht erforderlich; **DALI** Child C KI |

| Ticagrelor Rp | HWZ 7(8.5)h, PPB > 99%, PRC C, Lact ? |
|---|---|
| Brilique *Tbl. 90mg* | **Pro. atherothrombotischer Ereignisse bei akutem Koronarsyndrom (instab. AP, NSTEMI, STEMI) bei medikamentös behandelten Pat., Z. n. PCI und ACB-OP:** (in Komb. mit ASS), ini 1 x 180mg, dann 2 x 90mg p.o. für 12M; **DANI** nicht erforderlich, HD: Anw. nicht empfohlen; **DALI** KI bei mäßiger/schwerer Leberfunktionsstrg. |

| Ticlopidin Rp | HWZ 30-50h, Qo 1.0, PPB 98%, PRC B, Lact ? |
|---|---|
| Tiklyd *Tbl. 250mg* Ticlopidin HEXAL *Tbl. 250mg* Ticlopidin-ratioph. *Tbl. 250mg* | Sekundär-Pro. nach TIA, PRIND, zerebraler Ischämie: 2 x 250mg p.o. |

| Tirofiban Rp | HWZ 1.5h, Qo 0.6, PRC B, Lact ? |
|---|---|
| Aggrastat *Inf.Lsg. 12.5mg/50ml,* *12.5mg/250ml* | **Instabile AP, Non-Q-Wave-Infarkt: wenn keine Angiografie in 4-48 h nach Diagnose:** ini 0.4µg/kg/min für 30min, dann 0.1µg/kg/min für 48h; **bei PCI:** Bolus 25 µg/kg i.v., dann 0.15 µg/kg/min über 18h **DANI** GFR < 30: 50%; **DALI** KI bei schwerer LI |

# Arzneimittel, die auf die Gerinnung einwirken

## 8.2.13 Durchblutungsfördernde Mittel

**Wm/Wi** (Alprostadil, Iloprost): Prostaglandine ⇒ Vasodilatation, Hemmung der Thrombozytenaggregation; **Wm/Wi** (Na-PPS): Hemmung der Thrombozytenaggregation; Hemmung des Faktors Xa, Wechselwirkung mit Faktor VIIIa, Hemmung der Aktivierung des Faktors V; Freisetzung von t-PA aus den Endothelien, Aktivierung des Faktors XII und Modifikation der Fibrinbildung ⇒ fördert Thrombusauflösung; **Wm/Wi** (Pentoxifyllin): Vasodilatation, Erythrozytenverformbarkeit↑, Blutviskosität↓; **UW** (Alprostadil): Temperatur↑, Verwirrtheit, Krampfanfälle, RR↓, Tachykardie, Kopfschmerz, Durchfall, Übelkeit, Erbrechen, Flush-Rkt., Schmerz, Erytheme, Ödeme an infundierter Extremität, Rötungen der infundierten Vene; **UW** (Buflomedil): Übelkeit, Magendruck, Diarrhoe, Kopfschmerzen;
**UW** (Na-PPS): Thrombozytopenie, Thromboembolie, zerebrale Ischämie, Myokardinfarkt, Übelkeit, Erbrechen, allerg. Reaktionen, Aortenstenose; **UW** (Pentoxifyllin): Hautreaktionen, Flush, Kopfschmerzen, Schwindel, GI-Störung, Tachykardie, RR↓, Stenokardien;
**KI** (Alprostadil): schwere Herzinsuffizienz, HRST, KHK, Lungenödem, Lungeninfiltrationen, schwere COPD, Lebererkr., Magenulkus, SS/SZ; **KI** (Buflomedil): bekannte Überempfindlichkeit, dekomps. Herzinsuffizienz, art. Blutungen, akuter Myokardinfarkt, RR < 90mmHg; frischer hämorrhag. Insult, Kinder, unmittelbar nach der Geburt, SS, SZ; **KI** (Na-PPS): bek. Überempfindlichkeit, allerg. Reaktionen Typ II in der Anamnese, aktuelle Blutung, Blutungsgefahr, ZNS-/ Augen-OP, Lumbalanästhesie, schwere Leber-, Nieren-, Pankreaserkr., Endokarditis lenta, drohender Abort, drohende Plazentalösung, Placenta praevia, Cave in SS; **KI** (Pentoxifyllin): frischer Herzinfarkt, Massenblutungen, großflächige Retinablutungen, SS, Cave in SZ

| Alprostadil Rp | HWZ 5-10 (0.5)min, PRC X, Lact - |
|---|---|
| **Pridax** Amp. 20μg/1ml<br>**Prostavasin** Amp. 20μg. | AVK Stadium III–IV: 2 x 40μg in 250ml NaCl über 2h i.v.; 1 x 10–20μg in 50ml NaCl über 60–120min i.v.; **DANI** Krea (mg/dl) > 1.5: ini 2 x 20μg i.v., nach 2-3d evtl. 2 x 40μg i.v.; **DALI** KI bei Lebererkrankung |

| Buflomedil Rp | HWZ 3 h, Qo 0.75 |
|---|---|
| **Buflomedil CT** Inj.Lsg. 50mg/5ml | AVK Stadium II: 2 x 50–100mg in 100–200ml NaCl über 5–10min i.v.; **DANI** nicht erforderl. |

| Iloprost Rp | HWZ 0.5h, Qo 1.0, PPB 60% |
|---|---|
| **Ilomedin** Amp. 20μg/1ml | Thrombangitis obliterans: 0.5-2μg/kg/min über 6h i.v.; **DANI** GFR > 30: 100%; HD: sorgfältige Dosiseinstellung, Dosisintervall mindestens 3h; **DALI** Dosisreduktion |

| Naftidrofuryl Rp | HWZ 1 h |
|---|---|
| **Dusodril** Kps.100mg; Tbl. 100(ret.), 200mg<br>**Naftilong** Kps. 100(ret.), 200(ret.)mg<br>**Nafti-ratioph.** Kps. 100(ret.), 200(ret.)mg | AVK Stadium II: 3 x 100–200mg p.o.; 3 x 100–200mg (ret.) p.o.; **DALI** KI bei Leberfunktionsstrg. |

# 8 Medikamente

| Natriumpentosanpolysulfat (Na-PPS) | HWZ 24h, Qo 0.7, PRC B, Lact - |
|---|---|
| **Pentosanpolysulfat SP 54** *Tbl. 25mg; Inj.Lsg. 100mg* | **AVK Stadium IIb: schwere akute Zustände:** ini 100mg s.c. alle 12h; stufenweise reduzieren auf 1 x 100mg/d s.c.; Dauerinfusion d1–2 300mg/24h verdünnt i.v., d3–6 200mg/24h verdünnt i.v.; subakute/chron. Zustände: 3 x 100mg s.c./W; 3 x 75–100mg/d p.o. |

| Pentoxifyllin Rp | HWZ 1.6h, Qo 1.0, PRC C, Lact ? |
|---|---|
| **Claudicat** *Tbl. 400(ret.), 600(ret.)mg*<br>**Durapental** *Tbl. 400(ret.), 600(ret.)mg*<br>**Pentohexal** *Tbl. 400(ret.), 600(ret.)mg; Amp. 100mg/5ml, 300mg/15ml*<br>**Rentylin** *Tbl. 400(ret.), 600(ret.)mg; Amp. 100mg/5ml*<br>**Trental** *Tbl. 400(ret.), 600(ret.)mg; Amp. 100mg/5ml, 300mg/15ml* | **AVK Stadium IIb:** 2–3 x 400mg (ret.) p.o.; 2 x 600mg (ret.) p.o.; 1–2 x 100–600mg i.v., max. 100mg/h;<br>**DANI** GFR < 30: 50–70%;<br>**DALI** Dosisreduktion |

## 8.2.14 Gerinnungsfaktoren

| Faktor I (Fibrinogen) Rp | HWZ 72–96h |
|---|---|
| **Haemocomplettan HS** *Inf.Lsg. 1, 2g* | **Hypo-, Dys-, Afibrinogenämie:** 1–2g i.v., weiter nach Bedarf |

| Faktor VIIa (Eptacog alpha) Rp | HWZ 2.9h |
|---|---|
| **NovoSeven** *Inj.Lsg. 60, 120, 240kIE* | **Angeb. Hämophilie, erworbene Hemmkörper gegen Faktor VIII u. IX:** ini 4.5kIE/kg über 2–5min i.v., dann 3–6kIE/kg pro Injektion |

| Faktor VIII (antihämophiles Globulin A) Rp | HWZ 8–24h |
|---|---|
| **Beriate P, Haemate HS, Haemoctin, Immunate** *Inj.Lsg. 250, 500, 1000E*<br>**Helixate, Kogenate** *Inj.Lsg. 250, 500, 1000, 2000E*<br>**Recombinate** *Inj.Lsg. 250, 500, 1000E* | **Hämophilie A:** 1E/kg erhöht den Faktor-VIII-Spiegel um 2% |

| Faktor IX (Christmasfaktor, antihämophiles Globulin B) Rp | |
|---|---|
| **Alphanine** *Inj.Lsg. 500, 1000IE*<br>**Benefix** *(rekombinant) Inj.Lsg. 250, 500, 1000, 2000IE*<br>**Berinin HS** *Inj.Lsg. 300, 600, 1200IE*<br>**Immunine STIM plus** *Inj.Lsg. 200, 600, 1200IE*<br>**Mononine, Octanine** *Inj.Lsg. 500, 1000IE* | **Hämophilie B:** 1IE/kg erhöht den Faktor-IX-Spiegel um 0.5–1.5% |

| Faktor XIII (fibrinstabilisierender Faktor) Rp | HWZ 96–168h |
|---|---|
| **Fibrogammin HS** *Inj.Lsg. 250, 1250E* | **Angeborener u. erworbener Faktor-XIII-Mangel:** 10–35 E/kg i.v. |

# Arzneimittel, die auf die Gerinnung einwirken 129

| Prothrombinkomplex (Faktor II, VII, IX, X) Rp | |
|---|---|
| Beriplex *Inj.Lsg.* 250, 500IE<br>Octaplex *Inj.Lsg.* 500IE<br>PPSB-human Sd/Nano *Inj.Lsg.* 300, 600IE<br>PPSB-Konzentrat S-TIM *Inj.Lsg.* 600IE | Angeborener und erworbener Mangel an Faktor II, VII, IX, X, Cumarinüberdosierung: 1IE/kg hebt Quick-Wert um ca. 1% |

| Prothrombinkomplex (Faktor II, VII, VIII, IX, X) Rp | |
|---|---|
| FEIBA *Inj.Lsg.* 500E, 1000E | Hämophilie A und B, erworbener Mangel an Faktor VIII, IX, XI; in Komb. mit Faktor VIII-Konzentrat für LZ-Therapie mit Faktor VIII: 50–100E/kg KG (max. 100E/kg, max. 200E/kg/d) |

### 8.2.15 Thrombininhibitoren

| Antithrombin III Rp. | HWZ 36–72h |
|---|---|
| Anbinex *Inj.Lsg.* 500, 1000IE<br>AT III Immuno *Inj.Lsg.* 500, 1000IE<br>Atenativ, Kybernin Hs *Inj.Lsg.* 500, 1000IE | Angeborener und erworbener AT-III-Mangel: 1IE/kg erhöht AT-III-Spiegel um 1–1.5% |

### 8.2.16 Enzyminhibitoren

**Wm/Wi** (C1-Esterase-Inh.): Hemmung d. Komplementsyst.; **Wm/Wi** (Conestat alfa): rekombinantes Analogon d. humanen C1-Esterase-Inhibitors; **Wm/Wi** (Icatibant): selekt. kompetitiver Antagonist d. Bradykininrezept. Typ 2; **UW** (C1-Esterase-Inhibitor): Hautausschlag; **UW** (Conestat alfa): Kopfschmerz, allerg. Reakt.; **UW** (Icatibant): Erythem, Schwellung, Brennen, Jucken, Hautschmerzen, Wärmegefühl, Übelkeit, Bauchschmerzen, Schwächegefühl, Schwindel, Kopfschmerzen, verstopfte Nase, Exanthem, CK-Erhöhung, abnorme Leberfkt.; **KI** (Conestat alfa): Allergie gg. Kaninchen, bek. Überempf.; **KI** (C1-Esterase-Inhibitor, Icatibant): bek. Überempf.

| C1-Esterase-Inhibitor Rp | HWZ 4.5 d |
|---|---|
| Berinert P *Inj.Lsg.* 500 E | **Erbl. Angioödem:** 20E/KG i.v. **Ki.:** s. Erw. |
| Cinryze *Inj.Lsg.* 500E | **Erbl. Angioödem:** 1000E i.v, ggfs. Wdh. nach 60min oder früher; **Pro.** alle 3–4d 1000E i.v. bzw. 24h vor Eingriff; **Ki.:** s. Erw.; **DANI/DALI** nicht erforderlich |

| Conestat alfa Rp | HWZ 2h, PRC C, Lact ? |
|---|---|
| Ruconest *Inj.Lsg.* 2100IE (150IE/ml) | **Attacke heredit. Angioödem:** Erw. < 84kg: 50IE/kg i.v. über 5min; > 84kg: 4200IE i.v.; max. 2 Dosen/24h; < 18J: KI; **DANI** nicht erforderlich; **DALI** keine Daten |

| Icatibant Rp | HWZ 1–2 h PPB 44% |
|---|---|
| Firazyr *Fertigspr.* 30mg/3ml | **Attacke heredit. Angioödem:** 30mg s.c., max. 3 x 30mg/24h; **DANI, DALI** nicht erforderlich |

## 8.3 Weitere Medikamente

### 8.3.1 Sympathomimetika

**Wm/Wi** (Dobutamin): v. a. beta-1- u. alpha-1-, geringer auch beta-2- u. alpha-2-agonistisch, Kontraktilität↑, Schlagvolumen↑, linksventrikulärer Füllungsdruck↓, systemischer Gefäßwiderstand↓; **Wm/Wi** (Dopamin): dosisabhängig dopaminerg, alpha-/beta-agonistisch, renale Vasodilatation, HZV↑, Vasokonstriktion, RR↑; **Wm/Wi** (Epinephrin): beta- > alpha-agonistisch, positiv ino-, chrono-, bathmotrop, systolischer RR↑, diastolischer RR↓, Bronchodilatation; **Wm/Wi** (Etilefrin): alpha-/beta-agonistisch, RR↑ durch Vasokonstriktion, positiv ino- u. chronotrop; **Wm/Wi** (Midodrin): alpha-1-agonistisch, systolischer u. diastolischer RR↑; **Wm/Wi** (Norepinephrin): alpha-/beta-1-agonistisch, Vasokonstriktion, systolischer u. diastolischer RR↑; **Wm/Wi** (Oxilofrin): alpha- u. beta-agonistisch, RR-Amplitude↑, positiv inotrop; **Wm/Wi** (Theodrenalin + Cafedrin): beta-agonistisch, Kontraktilität↑, Schlagvolumen↑, peripherer Gefäßwiderstand↑; **UW** (Dobutamin): HRST, Palpitationen, AP, RR↑ u. RR↓, Kopfschmerzen, Übelkeit, Exanthem, Fieber, Bronchospasmus, Hemmung der Thrombozytenfkt.; **UW** (Dopamin): HRST, AP, Dyspnoe, Übelkeit, Erbrechen Angstgefühl, Kopfschmerzen, RR↑ und RR↓; **UW** (Epinephrin): tachykarde HRST, Kammerflimmern, AP, hypertone Reaktionen, Vasokonstriktion, Hyperglykämie, metabolische Azidose, Übelkeit, Tremor, Angst, Halluzinationen; **UW** (Etilefrin): Palpitationen, HRST, RR↑, AP, Unruhe, Angstzustände, Schwitzen, Tremor, Kopfschmerzen, Schwindel; **UW** (Midodrin): Liegendhypertonie, Reflexbradykardie, Palpitationen, Tachykardie, Parästhesien, Pruritus, Piloarrektion, Kältegefühl, Nausea, Dyspepsie, Harnverhalt; **UW** (Norepinephrin): Herzklopfen, AP, Myokardischämie, starker RR↑, Lungenödem, Vasokonstriktion, ischämische Nekrosen, Oligurie, Anurie; **KI** (Dobutamin): mechanische Behinderung d. ventrikulären Füllung u./od. des Ausflusses, Hypovolämie, SS/SZ; **KI** (Dopamin): Thyreotoxikose, Phäochromozytom, Glaukom, Blasenentleerungsstrg., hochfrequente absolute Arrhythmie, Hypovolämie, Kammerflimmern, SS; **KI** (Epinephrin, Norepinephrin): RR↑, Hyperthyreose, Phäochromozytom, Glaukom, paroxysm. Tachyk., hochfrequente absolute Arrhythmie, Cor pulmonale, Blasenentleerungsstrg.; **KI** (Etilefrin, Midodrin): Thyreotoxikose, Phäochromozytom, Glaukom, Blasenentleerungsstrg., RR↑, KHK, tachykarde HRST, Herzklappenstenose, HOCM;

| Adrenalin (Epinephrin). Rp. | HWZ 1–3min, Q₀ > 0.7, PRC C, Lact? |
|---|---|

**Kardiopulm. Reanimation:** 1 : 10 verdünnen, 1mg i.v. alle 3–5min; **Ki.:** 0.01mg/kg i.v. oder i.o., ggf. Wdh. nach 3–5min; bei persist. Erfolglosigkeit 0.1mg/kg i.v./i.o.; **Anaphylaxie:** 1 : 10 verdünnen, 0.1mg i.v.; Wdh. nach Wi; **Ki.:** 0.01mg/kg über 1–2min i.v.; ggf. Perfusor mit 0.05-0.5µg/kg/min i.v.; Fertigspray: Selbstmedikation 0.3mg i.m.; **Ki.:** 15–30kg: 0.15-0.3mg i.m.; > 30kg: 0.3mg i.m.; **sept. Schock:** 0.014–0.28µg/kg/min i.v. als Dauerinfusion i.v.; **lokale Blutstillung:** 1:10 verdünnen, davon 10Gtt. auf Tupfer bzw. einige ml in Harnröhre instillieren; **Blasenblutung:** 1:10–50 verdünnen, davon 100–150ml zur Spülung

| Dobutamin. Rp. | HWZ 2–3min, Q₀ 0.7, PRC B, Lact? |
|---|---|

**Akute Herzinsuff.:** 2.5–10µg/kg/min i.v.; Perf. (250mg) = 5mg/ml ⇒ 2–10ml/h; **Ki.:** 1–15µg/kg/min i.v.

| Dopamin. . Rp. | HWZ 5–10min, Q₀ 0.95, PRC C, Lact? |
|---|---|

**Kardiale und andere Schockzustände:** 2–20µg/kg/min i.v.; Perf. (250mg) = 5mg/ml ⇒ 2–18ml/h; max. 50µg/kg/min i.v.; **Ki.:** 5–10µg/kg/min i.v.

# Weitere Medikamente 131

| | |
|---|---|
| Etilefrin OTC | HWZ 2.5h, Qo 0.7, PPB 23%, PRC C |

**Hypotone Kreislaufregulationsstrg.:** 3 x 5–10mg p.o.; 1–2 x 25mg (ret.) p.o.; **Ki. 2–6J:** 3 x 2.5–5mg p.o.; < **2J:** 3 x 2–5Gtt. (1–2.5mg)

| | |
|---|---|
| Midodrin OTC | HWZ 0.5h, Qo 0.4, PRC C, Lact? |

**Orthostatische Hypotonie:** 2–3 x 2.5mg (= 7Gtt.) p.o.; ggf. ↑, max 30mg/d

| | |
|---|---|
| Norepinephrin (Noradrenalin) Rp | HWZ 1–3min, Qo > 0.8, PPB 50%, PRC C, Lact? |

**Septischer Schock:** 0.014–0.28µg/kg/min i.v.; Perf. (5mg) = 0.1mg/ml ⇒ 0.6–12ml/h

| | |
|---|---|
| Theodrenalin + Cafedrin OTC | HWZ 1h (Cafedrin) |

**Hypotone Kreislaufstrg.:** 1/2–1 Amp. i.v. (1ml/min)/i.m.; **Ki. 1–2J:** 0.2–0.4ml i.v./i.m.; **3–6J:** 0.4–0.6ml; > **6J:** 0.5–1.0mg i.v./i.m. als ED

## 8.3.2 Parasympatholytika

**Wm:** kompetit. Antagonismus an muscarin. Cholinozept.; **Wi:** HF ↑, Spasmolyse, Tränen-, Speichel-, Schweiß-, Bronchialsekretion ↓, Mydriasis; **UW:** Schweißdrüsensekretion ↓, Tachykardie, Miktionsstrg., Unruhe, Halluzin., Mundtrockenheit, Glaukomanfall, Akkommodationsstrg.; **KI:** Glaukom, Blasenentleerungsstrg., Tachyarrhythmie, SS (3. Trim.), SZ

| | |
|---|---|
| Atropin. Rp. | HWZ 2h, Qo 0.45, PPB 2–40%, PRC C, Lact ? |

**Bradykarde HRST:** 0.5–1.5mg i.v./i.m. alle 4–6h; **Ki.:** 0.01mg/kg i.v. (minimal 0.1, max. 0.5mg); **Narkoseprämedik.:** 0.01mg/kg i.v.; **Alkylphosphatintox.:** 2–5mg alle 10–15min i.v. bis Rückgang d. Bronchialsekretion, max. 50mg in Einzelfällen; Erh.Dos. 0.5–1mg alle 1–4h; **Ki.:** 0.5–2mg i.v., Erh.Dos. nach Klinik; **Neostigmin-/Pyridostiginintox.:** 1–2mg i.v.

| | |
|---|---|
| Ipratropium. Rp. | HWZ 4h, Qo 0.5, PPB < 20%, PRC B, Lact ? |

**Sinusbradykardie, bradykarde HRST:** 2–3 x 10–15mg p.o.; 0.5mg i.v

## 8.3.3 ACE-Hemmer

**Wm:** kompetitive Hemmung des Angiotensin-Konversions-Enzyms ⇒ Angiotensin II ↓, Bradykinin ↑; **Wi:** Vasodilatation ⇒ RR ↓, Nierendurchblutung ↑, Aldosteronfreisetzung ↓, Katecholaminfreisetzung ↓, Rückbildung von Herz- u. Gefäßwandhypertrophie, protektive Wi bei diabetischer Nephropathie; **UW (Benazepril):** Hb/Hkt/Leukozyten/Thrombozyten ↓, Kopfschmerzen, Gleichgewichtsstrg., Müdigkeit, Apathie, Schläfrigkeit, Hypotonie, Orthostase, Schwindel, Ohnmacht, Sehvermögen ↓, Palpitationen, Husten, Bronchitis, Übelkeit, Bauchschmerzen, GI-Beschwerden, Verdauungsstrg., Nierenfktstrg., Pollakisurie; **UW (Captopril):** Schlafstrg., Geschmacksstrg., Schwindel, Reizhusten, Dyspnoe, Übelkeit, Erbrechen, Obstipation, Diarrhoe, Bauchschmerzen, Mundtrockenheit, Magenverstimmung, Pruritus, Ausschlag, Alopezie; **UW (Cilazapril):** Kopfschmerz, Schwindel, Husten, Übelkeit, Müdigkeit; **UW (Enalapril):** Husten, Verschwommensehen, Schwindel, Übelkeit, Asthenie, Kopfschmerzen, Depression, Hypotonie, orthostatische Hypotonie, Synkope, Brustschmerzen, Herzrhythmusstrg., Angina pectoris, Tachykardie, Dyspnoe, Diarrhoe, Bauchschmerzen, Geschmacksveränderungen, Hautausschlag, Überempfindlichkeit, angioneurotisches Ödem, Müdigkeit; **UW (Fosinopril):** Schwindel, Kopfschmerzen, Tachykardie, Hypotonie, Orthosta-

## ACE-Hemmer (Fortsetzung)

se, Husten, Übelkeit, Erbrechen, Diarrhoe, Hautausschlag, Angioödem, Dermatitis, Brustschmerz, Schwächegefühl, aP/LDH/Bili/Transaminasen ↑; **UW** (Lisinopril): Benommenheit, Kopfschmerz, orthostatische Wirkungen, Husten, Durchfall, Erbrechen, Nierenfktstrg.; **UW** (Moexipril): übermäßige initiale RR-Senkung, Schwindel, Schwäche, Sehstrg., Synkope, Nierenfktstrg., Bronchitis, trockener Reizhusten, dyspept. Beschwerden, Kopfschmerzen, Müdigkeit, Hb-Abfall, Leuko-/Thrombopenie; **KI** (Benazepril): bek. Überempfindlichkeit, anamnestisch bek., durch vorhergehende Therapie mit einem ACE-Hemmer ausgelöstes angioneurotisches Ödem, hereditäres od. idiopathisches Angioödem, bds. Nierenarterienstenose, Nierentransplantation, hämodynamisch relevante Aorten-/Mitralklappenstenose, HCMP, prim. Hyperaldosteronismus, SS (2. u. 3. Trimenon); **UW** (Perindopril): Kopfschmerz., Schwindel, Parästhesie, Benommenheit, Sehstörung, Tinnitus, Hypotonie und Folgeerscheinungen, Husten, Dyspnoe, Übelkeit, Erbrechen, Bauchschmerzen, Geschmacksstrg., Dyspepsie, Diarrhoe, Obstipation, Ausschlag, Pruritus, Muskelkrämpfe, Asthenie; **UW** (Quinapril): Nervosität, Benommenheit, Müdigkeit, Schlaflosigkeit, Niedergeschlagenheit, Schwindel, Gleichgewichtsstrg., Schlafstrg., Somnolenz, Hypotonie, Husten, Übelkeit, Erbrechen, Diarrhoe, Exanthem, Kopfschmerz, Thoraxschmerz; **UW** (Ramipril): Kopfschmerzen, Schwindel, Reizhusten, Bronchitis, Sinusitis, Dyspnoe, Entzündungen des Magen-Darm-Trakts, Verdauungsstrg., abd. Schmerzen, Dyspepsie, Übelkeit, Erbrechen, Diarrhoe, Exanthem, Muskelkrämpfe, Myalgie, Kalium ↑, Hypotonie, Orthostase, Synkope, Brustschmerz, Müdigkeit; **UW** (Spirapril): Kopfschmerzen, Schwindel, Symptome d. oberen Atemwege, Müdigkeit; **UW** (Trandolapril): Kopfschmerzen, Schwindel, Husten, Abgeschlagenheit, Asthenie, Hypotonie; **KI** (Captopril, Cilazapril, Enalapril, Fosinopril, Lisinopril, Perindopril, Quinapril): bek. Überempfindlichkeit, anamn. bekanntes, durch vorhergehende Th. mit einem ACE-Hemmer ausgelöstes angioneurotisches Ödem, hereditäres od. idiopathisches Angioödem, SS (2. u. 3. Trimenon); **KI** (Moexipril): bek. Überempfindlichkeit, anamnestisch bekanntes, durch vorhergehende Therapie mit einem ACE-Hemmer ausgelöstes angioneurotisches Ödem, hereditäres od. idiopathisches Angioödem, SS (2. u. 3. Trimenon), GFR < 40, keine ausreichende Therapieerfahrung, Dialyse, primäre Lebererkrankung/Leberfunktionsstrg., unbehandelte, dekompensierte Herzinsuff., Kinder; **KI** (Ramipril): bek. Überempfindlichkeit, anamnestisch bekanntes, durch vorhergehende Therapie mit einem ACE-Hemmer ausgelöstes angioneurotisches Ödem, hereditäres o. idiopathisches Angioödem, SS (2. u. 3. Trimenon), bds. Nierenarterienstenose oder Nierenarterienstenose bei Einzelniere, extrakorporale Behandlungen mit Kontakt zw. Blut und negativ geladenen Oberflächen, hypotensive/hämodynamisch instabile Patienten; **KI** (Spirapril): bek. Überempfindlichkeit, anamnestisch bek., durch vorhergehende Th. mit einem ACE-Hemmer ausgelöstes angioneurotisches Ödem, hereditäres od. idiopathisches Angioödem, GFR < 10, Nierenarterienstenose (bds. oder Einzelniere), Z. n. Nierentransplantation, primärer Hyperaldosteronismus, hämodynamisch relevante Aorten-/Mitralklappenstenose, HCMPSS (2. u. 3. Trimenon); **KI** (Trandolapril): bek. Überempfindlichkeit, anamnestisch bek., durch vorhergehende Th. mit einem ACE-Hemmer ausgelöstes angioneurotisches Ödem, hereditäres oder idiopathisches Angioödem, SS, SZ, Nierenarterienstenose (bds. oder bei Einzelniere), Z. n. Nierentransplantation, hämodynamisch relevante Mitral-/Aortenklappenstenose, HCM, Hypotonie systolisch < 100mmHg, Schock, primärer Hyperaldosteronismus;

## Weitere Medikamente 133

**Benazepril** Rp  HWZ 6h, Q0 0.05, PPB 95%, PRC C (1.), D (2., 3. Trim.), Lact +

**Art. Hypertonie:** 1 x 10–20mg p.o.; max. 40mg/d; **Herzinsuffizienz:** ini 1 x 2.5mg p.o., Erh.Dos. 1 x 5–10mg p.o., max. 20mg/d p.o.; **DANI** GFR < 30: max. 10mg/d; **DALI** KI

**Captopril** Rp  HWZ 2(12) h, Q0 0.15, PPB 30%, PRC C (1.), D (2.,3.Trim.), Lact +

**Art. Hypertonie:** ini 2 x 12.5–25mg p.o., nach Wi steigern bis 2 x 50–75mg, max. 150mg/d; **Herzinsuff.:** ini 2–3 x 6.25–12.5mg p.o., langsam steigern auf 75–150mg/d p.o., max. 150mg/d;
post Herzinfarkt: ini 1 x 6.25mg p.o., nach 2h 1 x 12.5mg, nach 12h 1 x 25mg, ab d2 2 x 50mg; **Ki.** > 6J: 0.3mg/kg;
**DANI (Ki.)** 0.15mg/kg; **DANI** GFR > 40: ini 25–50mg, max. 150mg/d; 21–40: ini 25mg, max. 100mg/d; 10–20: ini 12.5, max. 75mg/d; < 10: ini 6.25mg, max. 37.5mg/d

**Cilazapril** Rp  HWZ (9)h, Q0 0.2, PPB 25–30%

**Art. Hypertonie:** ini 1 x 1.25mg p.o., je nach Wi steigern auf 1 x 2.5mg, max. 5mg/d; **DANI** GFR 40–60: 1 x 0.5–1mg, max. 2.5mg/d; < 40: KI; **DALI** KI

**Enalapril** Rp  HWZ (11)h, Q0 0.1, PPB < 50%, PRC C (1.), D (2., 3. Trim.), Lact +

**Art. Hypertonie:** ini 1 x 20mg p.o., Erh.Dos. 20mg/d, max. 2 x 20mg/d;
**Herzinsuff.:** d1–3: 2.5mg, d4–7: 2 x 2.5mg, d8–14: 10mg, d15–28: 20mg/d, max. 40mg/d;
**DANI** GFR 30–80: 5–10mg/d; 10–30: 2.5mg/d p.o.; HD: 2.5mg/dd

**Fosinopril** Rp  HWZ 11.5h, Q0 0.5, PPB > 95%, PRC C (1.), D (2., 3. Trim.), Lact +

**Art. Hypertonie, Herzinsuffizienz:** ini 1 x 10mg p.o. je nach Wi steigern auf 1 x 20mg, max. 40mg/d; **DANI, DALI** nicht erforderlich

**Lisinopril** Rp  HWZ 12h, Q0 0.3, PPB 3–10%, PRC C (1.), D (2., 3. Trim.), Lact +

**Art. Hypertonie:** ini 1 x 10mg p.o., Erh.Dos. 1 x 20mg, max. 80mg/d;
**Herzinsuff.:** ini 1 x 2.5mg p.o., langsam steigern bis 1 x 10mg, max. 35mg/d;
post Herzinfarkt: ini 1 x 5mg p.o., nach 24h 1 x 5mg, nach 48h 1 x 10mg, Dosisanpassung je nach RR; **DANI** GFR 30–80: ini 5–10mg/d; 10–30: ini 2.5–5mg; < 10: ini 2.5mg/d; jeweils langsam steigern bis max. 40mg/d

**Moexipril** Rp  HWZ 1 (25)h, Q0 (0.4), PRC C (1.), D (2., 3. Trim.), Lact +

**Art. Hypertonie:** ini 1 x 7.5mg p.o., je nach Wi steigern bis 1 x 15mg, max. 30mg/d; **DANI** GFR 40–60: ini 3.75mg; < 40: KI; **DALI** KI bei Leberfunktionsstörung

**Perindopril** Rp  HWZ (25)h, Q0 (0.56), PPB < 30%, PRC C (1.), D (2., 3. Trim.), Lact +

**Art. Hypertonie:** ini 1 x 4mg p.o., je nach Wi steigern bis max. 8mg/d;
**Herzinsuffizienz:** ini 1 x 2mg p.o., langsam steigern bis max. 4mg/d;
**DANI** GFR 30–60: 1 x 2mg p.o., max. 4mg/d; < 30: KI; **DALI** KI

**Quinapril** Rp  HWZ (3)h, Q0 0.2, PPB ca. 97%, PRC C (1.), D (2., 3. Trim.), Lact +

**Art. Hypertonie:** ini 1 x 10mg p.o., je nach Wi steigern bis 1–2 x 10mg, max. 40mg/d;
**Herzinsuffizienz:** ini 2 x 2.5mg p.o., langsam steigern bis 10–20mg/d, max. 2 x 20mg/d;
**DANI** GFR 30–60: ini 1 x 5mg p.o., dann 5–10mg/d, max. 20mg/d; 10–29: 1 x 2.5mg/d, max. 5mg/d; < 10: KI; **DALI** KI

| Ramipril Rp | HWZ 3(13–17)h, Qo 0.15, PPB 73%, PRC C (1.), D (2., 3. Trim.), Lact + |
|---|---|

**Art. Hypertonie:** ini 1 x 2.5mg p.o., je nach Wi steigern bis 1 x 5mg, max. 10mg/d;
**Herzinsuff., post Herzinfarkt:** ini 2 x 1.25–2.5mg p.o., langsam steigern bis max.
2 x 5mg; kardiovask. Prävention: ini 1 x 2.5mg, alle 1–2W Dosisverdoppelung auf Erh.Dos.
1 x 10mg; diabet. **Nephropathie:** ini 1 x 1.25mg, nach 2W 2.5mg, nach 4W 5mg;
**DANI** GFR 30–60: ini 1 x 1.25mg, dann 1 x 2.5mg, max. 5mg/d; < 30: KI; **DALI** KI

| Spirapril Rp | HWZ 2(40)h, Qo 0.27, PPB 90% |
|---|---|

**Art. Hypertonie:** ini 1 x 3mg p.o., je nach Wi steigern auf max. 6mg/d;
**DANI** GFR 30–60: 100%; 10–29: 1 x 3mg p.o.; < 10: KI; **DALI** nicht erforderlich

| Trandolapril Rp | HWZ 1 (16–24)h, Qo 0.44, PPB > 80%, PRC C (1.), D (2., 3. Trim.), Lact + |
|---|---|

**Art. Hypertonie:** ini 1 x 1mg p.o., je nach Wi steigern bis 1 x 2mg, max. 4mg/d;
**post Herzinfarkt:** ini 1 x 0.5mg p.o., nach 24h 1 x 1mg, dann langsam steigern bis 1 x 4mg;
**DANI** GFR 30–60: 100%; < 30: KI; **DALI** in 0.5mg/d, max. 2mg/d; KI bei schwerer LI

### 8.3.4 Angiotensin-II-Blocker (Sartane)

**Wm:** Blockade des Angiotensin-II-Typ-1-Rezeptors; **Wi:** spezif. Hemmung der Angiotensin-II-Wi, ohne Wi auf Bradykinin; **UW** (Azilsartan): Schwindel, Diarrhoe, Kreatinphosphokinasespiegel↑ ; **UW** (Candesartan): Atemwegsinfektionen, Kopfschmerz, (Dreh-)Schwindel, Hyperkaliämie, Hypotonie, Einschränkung d. Nierenfkt.; **UW** (Eprosartan): Kopfschmerz, Schwindel, Rhinitis, allerg. Hautreaktionen, unspezifische GI-Beschwerden, Asthenie; **UW** (Irbesartan): (orthostat.) Schwindel, orthostatit. Hypotonie, Übelkeit, Erbrechen, muskuloskelettale Schmerzen, Erschöpfung, Hyperkaliämie, Kreatinkinase↑, Hb↓ ; **UW** (Losartan): Schwindel, Asthenie, Müdigkeit, Hypotonie, Hyperkaliämie, Hypoglykämie; **UW** (Olmesartan): Schwindel, Bronchitis, Husten, Pharyngitis, Rhinitis, Diarrhoe, Übelkeit, Dyspepsie, Gastroenteritis, Arthritis, Abdominal-/Rücken-/Knochenschmerzen, Hämaturie, Infektion der Harnwege, Brustschmerz, Müdigkeit, periphere Ödeme, grippeähnliche Symptome, Kreatinphosphokinase/Harnsäure/ Triglyceride/Leberenzyme↑ ; **UW** (Telmisartan): keine sehr häufigen/häufigen UW; **UW** (Valsartan): Schwindel, Hypotonie, Nierenfktstrg.; **KI** (Azilsartan, Irbesartan): bek. Überempfindlichk., SS (2., 3. Trim.); **KI** (Candesartan): bek. Überempfindlichk., schwere LI, Cholestase, SS (2., 3. Trim.); **KI** (Eprosartan): bek. Überempfindlichk., schwere LI, SS (2., 3. Trim.); **KI** (Losartan): bek. Überempfindlichk., schwere LI, SS (2., 3. Trim.), Nierenarterienstenose (bds. od. bei Einzelniere); **KI** (Olmesartan): bek. Überempfindlichk., schwere LI, SS (2., 3. Trim.); **KI** (Telmisartan): bek. Überempfindlichk., SS (2., 3. Trim.), obstruktive Gallenfktstrg., stark eingeschr. Leberfkt.; **KI** (Valsartan): bek. Überempfindlichk., schwere LI, Cholestase, biliäre Zirrhose, SS (2., 3. Trim.)

| Azilsartanmedoxomil Rp. | HWZ 11h, PPB >99%, PRC D (1.), X (2., 3. Trim.), Lact - |
|---|---|

**Art. Hypertonie:** ini 1 x 40mg p.o., je nach Wi steigern bis max. 1 x 80mg/d;
**DANI** bei schwerer Nierenfunktionsstörung keine Erfahrungen; **DALI** bei schwerer Funktionsstörung Anw. nicht empfohlen; bei leichter bis mäßiger Funktionsstrg. ini 1 x 20mg/d

| Candesartan Rp | HWZ 9h, Qo 0.4, PPB 99%, PRC C (1.), D (2., 3. Trim.), Lact ? |
|---|---|

**Art. Hypertonie:** ini 1 x 8mg p.o., je nach Wi steigern bis 1 x 16mg, max. 32mg/d;
**Herzinsuff.:** ini 1 x 4mg, alle 2W Dosis verdoppeln je nach Verträglichkeit bis 32mg/d;
**DANI** ini 4mg; GFR < 15: nicht empfohlen; **DALI** ini 2mg

## Weitere Medikamente

**Eprosartan** Rp  HWZ 5–9h, Qo 0.9, PPB 98%, PRC C (1.), D (2., 3. Trim.), Lact -
**Art. Hypertonie:** 1 x 600mg p.o.; **DANI** GFR > 30: 100%; < 30: sorgfält. Dosiseinstellung; **DALI** KI bei schwerer Leberinsuffizienz

**Irbesartan** Rp  HWZ 11–15h, Qo 1.0, PPB 96%, PRC C (1.), D (2., 3. Trim.), Lact ?
**Art. Hypertonie:** ini 1 x 150mg p.o., je nach Wi steigern bis max. 300mg/d; **DANI** Dialyse: ini 75mg; **DALI** nicht erforderlich

**Losartan** Rp  HWZ 2 (6–9)h, Qo 0.95, PPB 99%, PRC C (1.), D (2., 3. Trim.), Lact ?
**Art. Hypertonie:** 1 x 50mg p.o., je nach Wi steigern bis max. 100mg/d;
**Herzinsuff.:** ini 1 x 12.5mg p.o., langsam steigern bis 1 x 25–50mg;
**Hypertonie + Diabetes mellitus + Proteinurie** (> 0.5g/d): ini 1 x 50mg, ggf. nach 1M 1 x 100mg; **Hypertonie + LVH zur Risikoreduktion zerebr. Insult:** 1 x 50mg; ggf. 1 x 100mg;
**DANI** nicht erforderlich; **DALI** Dosisreduktion, KI bei schwerer LI

**Olmesartan** Rp  HWZ 10–15h, Qo 0.9, PPB 99%, PRC C (1.), D (2., 3. Trim.), Lact ?
**Art. Hypertonie:** 1 x 10mg p.o., je nach Wi steigern bis max. 40mg/d;
**DANI** GFR > 20: max. 20mg; < 20: nicht empfohlen; **DALI** leichte Funktionsströrung: 100%; mäßige: ini 10mg, max. 20mg/d; schwere LI: Anwendung nicht empfohlen

**Telmisartan** Rp  HWZ > 20h, Qo 0.02, PPB 99%, PRC C (1.), D (2., 3. Trim.), Lact ?
**Art. Hypertonie:** 1 x 20–40mg p.o., max. 80mg/d;
**kardiovaskuläre Prävention:** 1 x 80mg p.o.;
**DANI** leichte-mäßige NI: 100%; schwere NI, HD: ini 20mg/d;
**DALI** max. 40mg/d, KI bei schwerer Leberfktstrg.

**Valsartan** Rp  HWZ 6h, Qo 0.7, PPB 94–97%, PRC C (1.), D (2., 3. Trim.), Lact ?
**Art. Hypertonie:** 1 x 80mg p.o.; ggf. steigern auf max. 320mg/d; **Ki. 6–18J.:** < 35kg: 1 x 20mg (= 7ml Lsg.) p.o., > 35kg: 1 x 40mg (= 14ml Lsg.), max. 80mg/d (= 27ml);
**Herzinsuff.:** ini 2 x 40mg p.o., steigern auf max. 2 x 160mg;
**post Herzinfarkt:** ini 2 x 20mg p.o., steigern auf max. 2 x 160mg;
**DANI** GFR > 10: 100%; < 10, HD: nicht empfohlen;
**DALI** leichte bis mittelschwere LI: max. 80mg/d, KI bei schwerer LI

## 8.3.5 Betablocker

**Wm/Wi:** kompetitive Betarezeptoren-Hemmung ⇒ negativ ino-/chronotrop ⇒ HZV ↓, kardialer $O_2$-Verbrauch ↓, Reninsekretion ↓; in hohen Dosen: unspezifische, membranstabilisierende, chinidinartige Wi; **UW** (Atenolol): Bradykardie, Kältegefühl an Extremitäten, Schwindel, Schwitzen, Magen-Darm-Beschwerden, Müdigkeit; **UW** (Betaxolol): Schlaflosigkeit, Schwindel, Müdigkeit, Kopfschmerzen, Schwitzen, Bradykardie, Kältegefühl an Extremitäten, Magen-Darm-Beschwerden, allergische Hautreakt., Haarausfall, Schwäche; **UW** (Bisoprolol): Bradykardie (bei chron. Herzinsuffizienz), Verschlechterung der Herzinsuffizienz, Schwindel, Kopfschmerzen, Übelkeit, Erbrechen, Diarrhoe, Obstipation, Kälte- oder Taubheitsgefühl in den Extremitäten, Hypotonie, Asthenie, Müdigkeit; **KI** (Atenolol): Überempfindlichkeit, manifeste Herzinsuffizienz, Schock, AV-Block II-III°, Sick-Sinus-Syndrom, sinuatrialer Block, Bradykardie, Hypotonie, Azidose, bronchiale Hyperreagibilität, Spätstadium pAVK, gleichzeitige MAO-Hemmer-Therapie; **KI** (Betaxolol): manifeste Herzinsuffizienz, kardiogener Schock, anamnestisch anaphylaktische Reaktion, AV-Block II-III°, Sick-Sinus-Syndrom, sinuatrialer Block, Bradykardie, Hypotonie, Prinzmetal-Angina, Raynaud-Syndrom, Spätstadium pAVK, gleichzeitige MAO-Hemmer-Therapie, schwere Formen von Asthma/COPD, unbehandeltes Phäochromozytom, Komb. mit Floctafenin, Sultoprid; **KI** (Bisoprolol): akute Herzinsuffizienz, dekompensierte Herzinsuffizienz mit erforderlicher i.v. inotroper Th., kardiogener Schock, AV-Block II°/III°, Sinusknotensyndrom, SA-Block, Bradykardie < 60/min, Hypotonie, schwere Formen von Asthma bronchiale, schwere COPD, Spätstadium pAVK, Raynaud-Syndrom, unbehandeltes Phäochromozytom, metabolische Azidose.

| | $β_1$ | ISA |
|---|---|---|
| **Acebutolol** Rp    HWZ 4(7-13)h, $Q_0$ 0.8 (0.4), PPB 25%, PRC B, Lact ? | + | + |
| Art. Hypertonie: ini 1 x 200mg p.o., je nach Wi steigern bis 1 x 400-800mg; KHK: 1 x 400-800mg p.o.; **tachykarde HRST:** 2-3 x 200mg p.o.; **DANI** GFR 10-30: 50%; < 10: 25%; **DALI** Dosisreduktion | | |
| **Atenolol** Rp   Rp    HWZ 6h, $Q_0$ 0.12, PPB 3%, PRC D, Lact ? | + | 0 |
| Hyperkinetisches Herzsyndrom: 1 x 25mg p.o.; art. Hypertonie, KHK, supraventrikuläre u. ventrikuläre HRST: 1 x 50-100mg p.o.; **DANI** GFR 10-30: 50%; < 10: 25% | | |
| **Betaxolol** Rp    HWZ 18h, $Q_0$ 0.8, PPB 50%, PRC C, Lact ? | + | 0 |
| Art. Hypert.: 1 x 10-20mg p.o.; **DANI** GFR > 30: 100%; < 30, HD: max.10mg/d | | |
| **Bisoprolol** Rp    HWZ 11h, $Q_0$ 0.48, PPB 30%, PRC C, Lact ? | + | 0 |
| Art. Hypertonie, KHK: 1 x 2.5-10mg p.o.; Herzinsuff.: ini 1 x 1.25mg p.o., je nach Verträglichkeit steigern um 1.25-2.5mg/W bis 10mg/d; **DANI** GFR < 20: max. 10mg/d; **DALI** max. 10mg/d | | |
| **Carteolol** Rp    HWZ 5-7h, $Q_0$ 0.3, PPB 15%, PRC C, Lact ? | 0 | + |
| Art. Hypertonie, KHK, hyperkin. Herzsyndrom: 1 x 2.5-20mg p.o.; **DANI** 50% | | |

## Weitere Medikamente 137

| Medikament | | $β_1$ | ISA |
|---|---|---|---|
| **Carvedilol** Rp | HWZ 6–10h, Qo 1.0, PPB 99%, PRC C, Lact ? ✋ | 0 | 0 |
| **Art. Hypert.:** ini 1 x 12.5mg, nach 2d 1 x 25mg, ggf. nach 14d 2 x 25mg p.o.; **chron. stabile AP:** ini 2 x 12.5mg, nach 2d 2 x 25mg, ggf. nach 14d 2 x 50mg; **Herzinsuff.:** ini 2 x 3.125mg, je nach Verträglichkeit alle 2W steigern um 3.125–12.5mg; bis 85kg: max. 2 x 25mg; > 85kg: max. 2 x 50mg; **DANI** nicht erforderlich | | | |
| **Celiprolol** Rp | HWZ 5–7h, Qo 0.6 ✋ | + | + |
| **Art. Hypertonie, KHK:** 1 x 200–400mg p.o.; **DANI** GFR < 10: 1 x 100mg | | | |
| **Esmolol** Rp | HWZ 9min, Qo 1.0, PPB 55%, PRC C, Lact ? ✋ | + | 0 |
| Supraventrikuläre Tachykardie: ini 500µg/kg i.v. über 1min, dann 50µg/kg/min, max. 200µg/kg/min; **DANI** GFR 30–60: Anw. für max 4h; < 30: KI; **DALI** KI bei schwerer Leberfunktionsstrg. | | | |
| **Metoprololsuccinat** Rp | HWZ 3–4h, PPB 10% ✋ | + | 0 |
| **Art. Hypertonie, KHK, tachykarde HRST, hyperkinetisches Herzsyndrom:** 1 x 47.5–190mg p.o.; **Herzinsuffizienz:** ini 1 x 23.75mg, nach Verträglichkeit Dosis alle 2W verdoppeln bis max. 1 x 190mg; **Migräne-Pro.:** 1 x 95mg p.o. | | | |
| **Metoprololtartrat** Rp | HWZ 3–5(8)h, Qo > 0.8, PPB 12% ✋ | + | 0 |
| **Art. Hypertonie, KHK, tachykarde HRST, hyperkinetisches Herzsyndrom:** 1–2 x 50–100mg p.o.; 1 x 100–200mg (ret.); 5–10mg langsam i.v., max. 20mg i.v.; **Migräne-Pro.:** 1–2 x 50–100mg p.o.; 1 x 100–200mg (ret.); **DANI** nicht erforderl. | | | |
| **Nebivolol** Rp | HWZ 10–50h, Qo 0.95, PPB 98% ✋ | + | 0 |
| **Art. Hypert.:** 1 x 5mg p.o.; **chron. Herzinsuff. bei > 70J:** ini 1.25mg, max. 10mg/d; **DANI** ini 2.5mg; **DALI** KI | | | |
| **Oxprenolol** Rp | HWZ 1–2h, Qo 0.95 PPB 80% ✋ | 0 | + |
| **Art. Hypertonie, KHK:** 1 x 160mg p.o., ggf. 1 x 320mg (ret.); **DANI** nicht erforderlich; **DALI** vorsichtig dosieren | | | |
| **Penbutolol** Rp | HWZ 13–28h, Qo 0.95, PPB 99%, PRC C, Lact ? ✋ | 0 | + |
| **Art. Hypertonie:** 1 x 40–80mg p.o.; **hyperkinet. Herzsyndrom, KHK, tachykarde HRST:** 20–80mg/d in 1-2ED | | | |
| **Pindolol** Rp | HWZ 3–4h, Qo 0.5, PPB 40%, PRC B, Lact ? ✋ | 0 | + |
| **Art. Hypertonie:** 3 x 5–10mg p.o.; **KHK:** 3 x 5mg p.o.; 1 x 15mg; **tachykarde HRST:** 3 x 5–10mg p.o.; **hyperkinetisches Herzsyndrom:** 2–3 x 2.5mg; **DALI** Dosisreduktion | | | |
| **Propranolol** Rp | HWZ 3–4h, Qo 1.0, PPB 90%, PRC C, Lact ? ✋ | 0 | 0 |
| **Art. Hypertonie:** 2–3 x 40–80mg p.o.; 2 x 160mg; 1 x 160–320mg (ret.); **KHK, tachykarde HRST:** 2–3 x 40–80mg; 1 x 1mg langsam i.v., max. 10mg i.v.; **hyperkinet. Herzsyndrom:** 3 x 10–40mg; **prim. Angstsyndrom, essentieller Tremor, Migräne-Pro.:** 2–3 x 40mg; **Hyperthyreose:** 3–4 x 10–40mg; **DANI** nicht erforderlich | | | |

| Sotalol Rp | HWZ 15h, Q0 0.15, keine PPB, PRC B, Lact ? | $β_1$ | ISA |
|---|---|---|---|
| Supraventrikuläre und ventrikuläre HRST: ini 2 x 80mg p.o., je nach Wi steigern bis 2 x 160mg; **DANI** GFR 10–30: 50%; < 10: 25% | | 0 | 0 |
| Talinolol Rp | HWZ 11h, PPB 53–67% | + | 0 |
| Art. Hypert.: ini 1 x 50mg p.o., Erh.Dos. 1 x 100mg; **DANI** GFR 10–30: 66%; < 10: 50% | | | |

$β_1$: selektive Hemmung von Beta-1-Rezeptoren
**ISA**: intrinsische sympathomimetische Aktivität = partieller Agonismus u. partieller Antagonismus

### 8.3.6 Kalziumantagonisten (Non-Dihydropyridine)

**Wm:** Hemmung des $Ca^{2+}$-Einstroms; **Wi:** negativ inotrop, kardialer $O_2$-Verbrauch ↓, Vasodilatation (v. a. Arteriolen ⇒ Nachlast ↓, Vorlast unbeeinflusst!), negativ chronotrop, AV-Überleitungszeit ↑, AV-Refraktärzeit ↑; **UW** (Verapamil): Übelkeit, Brechreiz, Völlegefühl, Obstipation, Müdigkeit, Nervosität, Schwindel, Benommenheit, Schläfrigkeit, Parästhesie, Neuropathie, Tremor, Entwicklung/Verschlechterung einer Herzinsuffizienz, Hypotonie, Orthostase, Sinusbradykardie, AV-Block I°, Knöchelödeme, Flush, Hautrötung, Wärmegefühl, allergische Reaktionen, Erythem, Pruritus, Urtikaria, makulopapulöses Exanthem, Erythromelalgie, Schwitzen, Kopfschmerzen; **KI** (Verapamil): Herz-Kreislauf-Schock, akuter Herzinfarkt mit Komplikationen, ausgeprägte Reizleitungsstrg. (z. B. SA-/AV-Block II° u. III°), Sinusknotensyndrom, manifeste Herzinsuffizienz, Vorhofflimmern/-flattern u. gleichzeitiges WPW-Syndrom, i.v. Applikation von Betablockern (Ausnahme Intensivmedizin);

| Diltiazem Rp | HWZ 6h, Q0 > 0.9, PPB 70–85%, PRC C, Lact - |
|---|---|
| Art. Hypertonie, KHK: 3 x 60mg; 2 x 90–180mg (ret.); 1 x 240mg (ret.) p.o.; **DANI, DALI** ini 120mg/d | |
| Gallopamil Rp | HWZ 3.5–8h, Q0 1.0, PPB 92% |
| Art. Hypertonie: 2 x 50mg; 1 x 100mg (ret.) p.o., max. 200mg/d; **supraventrikuläre Tachykardie**: 2–3 x 25–50mg p.o.; **KHK**: 2–3 x 25–50mg; 2 x 100mg (ret.) p.o.; **DANI** KI bei schwerer NI; **DALI** 25%, KI bei schwerer LI | |
| Verapamil Rp | HWZ 3–7h, Q0 > 0.8, PPB 90%, PRC C, Lact + |
| Art. Hypert., KHK, supraventr. Tachykardie: 3 x 80–120mg; 2 x 120–240mg (ret.) p.o.; 5mg langsam i.v., dann 5–10mg/h, max. 100mg/d; Perf. (100mg) = 2mg/ml ⇒ 2-5ml/h; **Ki. 6–14J:** 80–360mg/d, 2.5–5mg i.v.; < 6J: 80–120mg/d, 2–3mg i.v.; **Sgl.**: 0.75–2mg i.v.; **NG**: 0.75–1mg i.v.; **DANI** nicht erforderlich; **DALI** 2–3 x 40mg | |

## 8.3.7 Kalziumantagonisten (Dihydropyridine)

**Wm/Wi:** Hemmung des $Ca^{2+}$-Einstroms ⇒ neg. inotrop, kardialer $O_2$-Verbrauch↓, Vasodilatation v. a. der Arteriolen ⇒ Nachlast ↓, Vorlast unbeeinflusst!; **UW** (Amlodipin): Knöchelschwellung, Kopfschmerzen, Schläfrigkeit, Schwindel, Schwäche, Palpitationen, Übelkeit, Dyspepsie, Bauchschmerz, Gesichtsrötung mit Hitzeempfindung; **KI** (Amlodipin): Überempfindlichkeit gegen Amlodipin oder andere Dihydropyridine, schwere Hypotonie, Schock, kardiogener Schock, Herzinsuff. nach akutem Herzinfarkt (erste 4W), hochgradige Aortenstenose, instabile Angina pectoris;

| | |
|---|---|
| **Amlodipin** Rp | HWZ 40 h, Qo 0.85, PPB 93%, PRC C, Lact ? |
| **Art. Hypert., chron. stabile AP:** 1 × 5–10mg p.o.; **DANI** nicht erforderl.; **DALI** KI b. schwerer LI | |
| **Felodipin** Rp | HWZ 10–16 h, Qo 1.0, PPB 99%, PRC C, Lact ? |
| **Art. Hypertonie:** ini 1 × 2.5–5mg; Erh.Dos. 1 × 5–10mg (ret.) p.o.; **DANI** GFR < 30: KI; **DALI** sorgfältige Dosiseinstellung, KI bei Child C | |
| **Isradipin** Rp | HWZ 8.4 h, Qo 1.0, PPB 95%, PRC C, Lact ? |
| **Art. Hypertonie:** 2 × 2.5–5mg; 1 × 5–10mg (ret.) p.o.; **DANI** GFR > 30: ini 50%; < 30: nicht empfohlen; **DALI** KI | |
| **Lercanidipin** Rp | HWZ 8–10 h, PPB > 98% |
| **Art. Hypert.:** 1 × 10–20mg p.o.; **DANI** GFR > 30: 100%; < 30: nicht empf.; **DALI** KI bei schwerer LI | |
| **Manidipin** Rp | PPB 99% |
| **Art. Hypertonie:** ini 1 × 10mg p.o., nach 4W je nach Wi 1 × 20mg; **DANI** GFR < 10: KI; **DALI** max. 10mg/d | |
| **Nifedipin** Rp | HWZ 2.5–5 h, Qo 1.0, PPB 98%, PRC C, Lact + |
| **Art. Hypert., KHK:** 3 × 10–20mg p.o.; 1 × 30–60mg (ret.), 2 × 20mg (ret.); max. 60mg/d p.o.; 0.63–1.25mg/h i.v.; Perf. (5mg) = 0.1mg/ml ⇒ min1-5: 60-120ml/h, dann 6-12ml/h; **hypertensive Krise:** 10mg p.o. (Kps. zerbeißen), evtl. Wdh. nach 30min; **Raynaud-Syndrom:** 3 × 10–20mg p.o.; **DANI** nicht erforderlich; **DALI** sorgfältige Dosiseinstellung | |
| **Nilvadipin** Rp | HWZ 15–20 h, Qo 1.0, PPB 99% |
| **Art. Hypertonie:** ini 1 × 8mg p.o., je nach Wi steigern bis 1 × 16mg; **DANI** GFR < 30: nicht empfohlen; **DALI** max. 8mg/d | |
| **Nisoldipin** Rp | HWZ 7–12 h, Qo 1.0, PPB 99%, PRC C, Lact ? |
| **Art. Hypert.:** 2 × 5–10mg, max. 2 × 20mg p.o.; 1 × 10–40mg (ret.); **chron. stabile AP:** 2 × 5–10mg, max. 2 × 20mg p.o.; **DANI** nicht erforderl.; **DALI** KI bei schwerer LI | |
| **Nitrendipin** Rp | HWZ 8–12 h, Qo 1.0, PPB 99%, PRC C |
| **Art. Hypertonie:** 1–2 × 10–20mg p.o.; **hypertensive Krise:** 5mg s.l., evtl. Wdh. nach 30 min; **DANI** nicht erforderlich; **DALI** ini 10mg/d, häufige RR-Kontrolle | |

# 8 Medikamente

## 8.3.8 Zentral angreifende Alpha-2-Rezeptoragonisten

**Wm:** Stimul. zentr. Alpha-2-Rez. ⇒ präsynapt. ⇒ Noradrenalinfreisetzung ↓ ⇒ postsynapt. ⇒ periph. Sympathikotonus ↓, Reninfreisetzung ↓ ⇒ Hemmung d. RAAS; **Wm** (Alpha-Methyldopa): zusätzlich Bildung des „falschen" Tansmitters Alpha-Methylnoradrenalin; **Wm** (Moxonidin): Stimulation v. zentr. Imidazolinrezeptoren; rel. schwache Stimulation zentr. Alpha-2-Rez.; **Wi:** periph. Widerstand ↓, HF ↓, HZV ↓ ⇒ RR ↓; **UW** (Alpha-Methyldopa): Sedierung, Schwindel, orthostat. Strg., Benommenheit, Kopfschmerzen, HF ↓, Mundtrockenheit, Ödeme, Schlafstrg., Depression, Halluzin., Libidostrg., Gynäkomastie, Amenorrhoe; **UW** (Clonidin): Schlafstrg., Depression, Kopfschmrz., AV-Block, HF ↓, Sedierung, Mundtrockenheit, Potenz- u. Libidostrg.; **UW** (Moxonidin): Benommenheit, Mundtrockenheit, Schläfrigkeit, Schwäche, Schwindel, Kopfschmerzen, gestörte Denkprozesse, Schlafstrg., Übelkeit, Obstipation, Vasodilatation; **KI** (Alpha-Methyldopa): akute u. chron. Lebererkr., schwere Nierenfkt.strg., Phäochromozytom, schwere Herzinsuff., hämolyt. Anämie; **KI** (Clonidin): SZ, Depressionen, HF ↓ < 50/min, AV-Block II°-III°, Sick Sinus; **KI** (Moxonidin): Sick Sinus, sinuatrialer Block, AV-Block II°-III°, HF ↓ < 50, maligne Arrhythmien, Herzinsuff., schwere Koronarinsuff., instabile AP, schwere Nierenfunktionsstrg., Angioödem, schwere Lebererkr.;

| Alpha-Methyldopa Rp | HWZ 2 h, Qo 0.4, PPB 10–15%, PRC B, Lact + |
|---|---|

**Art. Hypertonie:** ini 1–3 x 125mg p.o., je nach Wi steigern bis 2–3 x 250mg; **Schwangerschaftshypert.:** 250–2000mg/d; **DANI** sorgfältige Dosiseinstellung, Erh.Dos. max. 50%

| Clonidin Rp | HWZ 10–20 h, Qo 0.4, PPB 30–40%, PRC C, Lact ? |
|---|---|

**Art. Hypert.:** 2 x 0.075–0.3mg; 1–2 x 0.25mg (ret.), max. 0.9mg/d p.o.; **hypertens. Krise:** 1–4 x 0.075–0.15mg i.m./s.c./i.v.; Perf. (0.45mg) = 9µg/ml ⇒ 1–5ml/h; **DANI** max. 0.3mg/d p.o./i.v.

| Moxonidin Rp | HWZ 2–3 h, Qo 0.4, PPB 7% |
|---|---|

**Art. Hypertonie:** 1–2 x 0.2–0.4mg p.o., max. 0.6mg/d; **DANI** GFR: 30–60: max. 0.4mg/d; < 30: KI; **DALI** KI bei schwerer LI

## 8.3.9 Alphablocker

**Wm:** reversible Alpha-1-Rezeptorblockade; irreversible Alpha-1-/Alpha-2- Rezeptorblockade (Phenoxybenzamin); **Wi:** Vasodilatation, Pre- und Afterload ↓; Urapidil: zusätzl. Agonist am 5-HT1A Rezeptor; **UW:** reflektor. Tachykardie, Arrhythmien, orthostat. Dysfunktion, Müdigkeit, Übelkeit, Hyperazidität des Magens, Diarrhoe, „Adrenalinumkehr": Adrenalin bei Alpha-Blockade ⇒ Vasodilatation, RR ↓ (Beta-Wi!); **KI:** Aorten- und Mitralstenose, Perikarderkrankungen, Lungenembolie, Linksherzinsuffizienz, Ki. <12J, SS/SZ

| Bunazosin Rp | HWZ 12 h, PPB 97% |
|---|---|

**Art. Hypertonie:** 1 x 6mg (ret.) p.o., ggf. steigern auf 1 x 12mg; **DANI** GFR 30–60: ini 1 x 3mg, je nach Wi steigern bis 1 x 6mg; < 30: KI; **DALI** ini 1 x 3mg, max. 1 x 6mg nach 2–4W

| Doxazosin Rp | HWZ 8.8–22 h, Qo 0.95, PPB 98%, PRC C, Lact ? |
|---|---|

**Art. Hypertonie:** ini 1 x 1mg/d, bei Bedarf um 1mg/W steigern auf 1 x 8mg p.o., max. 16mg/d; **DANI** nicht erforderlich; **DALI** sorgfältige Dosiseinstellung

## Weitere Medikamente

**Phenoxybenzamin** Rp — HWZ 24h, PRC C, Lact ?

**Phäochromozytom:** 1-3W präoperativ: ini 1 x 10mg p.o., je nach Wi steigern bis 100mg/d; inoperabel: ini 10mg/d, Erh.Dos. 2-3 x 20-40mg; **Ki.:** ini 0.2-0.4mg/kg/d; **DANI** KI

**Terazosin** Rp — HWZ 8-14h, $Q_0$ 0.95, PPB 90-94%, PRC C, Lact ?

**Art. Hypertonie:** ini 1 x 1mg p.o., je nach Wi steigern bis max. 20mg/d; **DANI** nicht erforderlich; **DALI** Dosisreduktion

**Urapidil** Rp — HWZ 4.7(10)h, Q0 1.0, PPB 80%

**Art. Hypertonie:** 2 x 30-90mg (ret.) p.o.; **hypertens. Notfall:** 10-50mg langsam i.v., ggf. Wdh. nach 5min; Dauerinfus. ini. 2mg/min, mittlere Erh.Dos. 9mg/h; Perfusor 100mg/50ml (2mg/ml): 4.5-60ml/h; **DANI, DALI** sorgfältige Dosiseinstellung

### 8.3.10 Direkte Vasodilatatoren

**Wm:** direkter Angriff an der glatten Muskulatur kleinerer Arterien und Arteriolen ⇒ peripherer Widerstand ↓ (Afterload) ⇒ RR ↓; **UW:** Hypotonie, Na-$H_2O$-Retention, Tachykardie, Schwindel, Kopfschmerz; (Dihydralazin): Lupus erythematodes; (Nitroprussid): Cyanidvergiftung; (Minoxidil): Hypertrichose, Perikarderguss, Veränderung der T-Welle; **KI** (Nitroprussid): Aortenisthmusstenose, Hypothyreose, metabolische Azidose; **KI** (Minoxidil): SZ

**Dihydralazin** Rp — HWZ 4-5 h, PPB 84-90%, PRC B

**Art. Hypert.:** ini 2 x 12.5mg p.o., je nach Wi steigern bis 2 x 25mg; max. 100mg/d; **hypertens. Krise, Eklampsie:** 12.5-25mg i.m.; 6.25-12.5mg langsam i.v., evtl. Wdh. nach 20min; Perf. (75mg) = 1.5mg/ml ⇒ 1-5ml/h; max. 100mg/24h; **DANI, DALI** sorgfältige Dosiseinstell.

**Minoxidil** Rp — HWZ 4h, $Q_0$ 0.9, keine PPB, PRC C, Lact +

**Therapieresistente art. Hypert.:** ini 2 x 2.5mg p.o., alle 3d um 5-10mg steigern, ab 50mg um 25mg/d steigern bis max. 100mg/d; **Ki. bis 12J:** ini 0.1mg/kg, alle 3d um 0.1-0.2mg/kg steigern, max. 1mg/kg bzw. 50mg/d; **DANI** GFR < 30, HD: sorgfältige Dosiseinstellung

**Nitroprussid-Na** Rp — HWZ 3-4min (170h), $Q_0$ 1.0 (0.01)

**Hypertensive Krise, kontrollierte Hypotonie (intraop.):** ini 0.2μg/kg/min i.v., je nach Wi alle 3-5min steigern bis max. 10μg/kg/min; max. Gesamtmenge 1-1.5mg/kg; Perf. (60mg) = 1.2mg/ml ⇒ 1-28ml/h

## 8.3.11 Aldosteron-Antagonisten

**Wm:** kompetitive Blockade des Aldosteronrezept. im spätdist. Tubulus; **Wi:** Ausscheidung v. $Na^+$, $Cl^-$ und $H_2O$ ↑; $K^+$-Ausscheidung ↓; **UW** (Eplerenon): Infektionen, Eosinophilie, Hyperkaliämie, Dehydrierung, Schwindel, Synkope, Hypercholesterinämie, Husten, Hypertriglyceridämie, Hyponatriämie, Schlaflosigkeit, Benommenheit, Kopfschmrz., Vorhofflimmern, Herzinfarkt, Linksherzinsuff., Hypotonie, Beinarterienthrombose, Pharyngitis, GI- Beschwerden, Erbrechen, Juckreiz, Schwitzen ↑, Rückenschmrz., Muskelkrämpfe, Nierenfunktionsstrg., Kreatinin ↑, Harnsäure ↑, Kraftlosigkeit, Unwohlsein, Pyelonephritis; **UW** (Spironolacton): Hyperkaliämie, Hyponatriämie, Dehydrierung, Gynäkomastie, Kopfschmerz, Hyperurikämie, Schläfrigkeit, Ataxie, Verwirrtheit, Impotenz, Amenorrhoe, Hirsutismus, Stimm-, Hautveränderungen, Harnsäure ↑; **KI** (Eplerenon): bek. Überempfindlichk. Kalium > 5 mmol/l bei Behandlungsbeginn, GFR < 30, Leberinsuff. Child C, Kombin. mit kaliumsparenden Diuretika/starken CYP3A4-Hemmern (Itraconazol, Ketoconazol, Ritonavir, Nelfinavir, Clarithromycin, Telithromycin, Nefazodon), Kombination ACE-Hemmer u. Angiotensin- Rez.-Blocker mit Eplerenon; **KI** (Spironolacton): bek. Überempfindlichk. , GFR < 30, Anurie, ANV, Hyperkaliämie, Hyponatriämie, SS/SZ

### Eplerenon Rp HWZ 3-5h, PPB 50%

**Herzinsuff. (LVEF ≤ 40%) nach Herzinfarkt u. chron. Herzinsuff. (NYHA II; LVEF ≤ 30%):** ini 1 x 25mg p.o., innerhalb v. 4W auf 1 x 50mg steigern; **DANI** GFR 30-60: ini 25mg jeden 2. Tag, Dosisanpassung nach $K^+$-Spiegel (s. Fachinfo); GFR<30: KI; **DALI** GFR 30-60: sorgfältige Dosiseinstellung; < 30: KI

### Kaliumcanrenoat Rp HWZ 23h, PPB > 98%

**Prim./sekund. Hyperaldosteronismus:** 1-2 x 200mg i.v., max. 800mg/d **Ki.:** ini 4-5mg/kg i.v., dann max. 2-3mg/kg; **Sgl.:** ini. 2-3mg/kg i.v., dann max. 1.5-2mg/kg/d;
**DANI** GFR 30-60: sorgfältige Dosiseinstellung; < 30: KI

### Spironolacton Rp HWZ 1-2(13-15)h, Qo 1.0, PPB 98%, PRC D, Lact +

**Prim./sekund. Hyperaldosteronismus:** ini 100-200mg, max. 400mg/d p.o., nach 3-6d 50-100mg, max. 200mg/d; **Ki.:** ini. 3mg/kg/d, nach 3-5d 2-3mg/kg/d; **Sgl.:** ini 2-3mg/kg/d, nach 3-4d 1.5-2mg/kg/d; **DANI** GFR 30-60: sorgfältige Dosiseinstellung; < 30: KI

## 8.3.12 Nitrate

**Wm** (Nitrate): Metabolit NO relaxiert glatte Gefäßmuskulatur; **Wi** (Nitrate): Vorlast ↓ durch venöses Pooling, Koronarspasmolyse, Nachlast ↓; **Wm/Wi** (Trapidil): Hemmung der Phosphodiesterase ⇒ Hemmung der intrazellulären cAMP- und cGMP-Degradation ⇒ Vasorelaxation; Thromboxan-$A_2$-Bildung ↓ ⇒ Thrombozytenaggreg. ↓; **UW** (ISDN): Tachykardie, Schweregefühl, Kopfschmerzen, Benommenheit, Schwindelgefühl, Schläfrigkeit, Hypotonie; **UW** (Molsidomin): Kopfschmrz., reflektor. Tachykardie, orthostat. Dysregulation; **KI** (ISDN): bek. Überpmfindlichk. gg. ISDN bzw. andere Nitrate; akutes Kreislaufversagen, nicht auseichend behandelter kardiogener Schock, HOCM, konstriktive Perikarditis, Hypotonie (RR < 90mmHg), gleichz. Anw. v. Sildenafil, Vardenafil, Tadalafil; **KI** (Molsidomin): bek. Überempfindlichkeit, akutes Kreislaufversagen, schwere Hypotonie, SZ, gleichz. Anw. v. Sildenafil, Vardenafil, Tadalafil

### Glyceroltrinitrat (Nitroglyzerin) Rp HWZ 2-4.4min, Qo 1.0, PPB 60%, PRC C, Lact ?

**Akute AP, Lungenödem:** 0.8-1.2mg s.l.; 1-3 Hub (à 0.4mg), evtl. Wdh. nach 10min; 2-8mg/h i.v.; Perf. (50mg) = 1mg/ml ⇒ 2-8ml/h;
**AP-Pro.:** 0.2-1.2mg p.o.; TTS 1Pfl. (5-10mg)/d; **DANI** nicht erforderlich

## Weitere Medikamente

| Isosorbidmononitrat Rp | HWZ 4–5 h, Q0 0.8, PRC C, Lact ? |
|---|---|

**Pro., Langzeittherapie der AP:** 2 x 20–40mg; 1 x 40–100mg (ret.) p.o.;
**DANI** nicht erforderlich

| Isosorbiddinitrat Rp | HWZ 0.5(5) h, Q0 1.0, PPB 16–40%, PRC C, Lact ? |
|---|---|

**Akute AP:** 5mg s.l.; 1–3 Hübe, evtl. Wdh. nach 10min; ini 1–2mg/h, max. 8–10mg/h i.v.;
**Pro., Langzeittherapie der AP:** 2 x 10–40mg p.o.; 2 x 20mg (ret.); 1–2 x 40–60mg (ret.);
1 x 80–120mg (ret.); **Salbe:** 2ED (= 1g Salbe) abends auf Brust, Unterarme oder Bauch auftragen; **DANI** nicht erforderlich

| Molsidomin Rp | HWZ 0.25(1–2) h, Q0 0.9, PPB 3–11% |
|---|---|

**Pro., Langzeittherapie der AP:** 2 x 2–4mg, max. 3-4 x 4mg (ret.); 1–2 x 8mg (ret.), max. 3 x 8mg (ret.); **instabile AP:** ini 2–4mg i.v., dann 4mg/h;
**DANI/DALI** niedrigere Initialdosis i.v.

| Pentaerithrityltetranitrat | HWZ 0.1 h |
|---|---|

**Pro., Langzeittherapie der AP:** 2–3 x 50–80mg p.o.

| Trapidil Rp | HWZ 2–4 h, PPB 80% |
|---|---|

**Akuttherapie der koronaren Herzerkrankung:** 2–3 x 200mg p.o.

### 8.3.13 Klasse-Ia-Antiarrhythmika

**Wm/Wi:** Na$^+$-Einstrom ↓ ⇒ Depolarisation ↓, Leitungsgeschwindigkeit ↓ (neg. dromotrop), Schwellenpotenzial d. AP ↑ (Erregbarkeit ↓), neg. inotrop, K$^+$-Ausstrom ↓ ⇒ AP-Dauer ↑, Refraktärzeit ↑; **UW** (Ajmalin): Transaminasen ↑, Cholestase, Blutbildveränd., Proarrhythmien, Reizleitungsstrg., Kammerfrequenz ↑ bei Vorhofflimmern, Flush-Symptomatik; GI-Symptomatik; **UW** (Chinidin): Übelkeit, Erbrechen, Durchfall, Proarrhythmien, ventr. Tachykardie, Torsade de pointes; **UW** (Prajmaliumbitartrat): Übelkeit, Appetitlosigkeit, Erbrechen, Durchfall, Verstopfung, intrahepat. Cholestase; **KI** (Ajmalin): HF < 50/min, Erregungsleitungsstrg., AV-Block II°–III°, Adam-Stokes-Anfälle, manifeste Herzinsuff., Digitalisintoxikation, hypertrophe Kardiomyopathie, Myasthenia gravis, bis 90d nach Herzinfarkt, erhebl. QRS-Verbreiterung, QT-Verlängerung; **KI** (Chinidin): kardiale Dekompens., Digitalisüberdosierung, AV-Block II°–III°, Myokarditis, Thrombopenie, QT-Zeit ↑, bis 90d nach Herzinfarkt; **KI** (Prajmaliumbitartrat): s. Ajmalin, Z. n. medikamentösinduzierter Cholestase;

| Ajmalin | HWZ 1.6 h, Q0 0.85, PPB 75% |
|---|---|

**(Supra-)Ventrikul. Tachykardie:** 50mg langsam i.v., ggf. Wdh. nach 30min; ggf. Dauerinfusion 20–50mg/h, max. 1200mg/24h; **DANI** sorgfältige Dosiseinstell.; **DALI** 10–30mg/d

| Chinidin (nur in Komb. mit anderen Antiarrhythmika) | HWZ 6–7 h, Q0 0.8 |
|---|---|

**Chinidin + Verapamil** Rp

**Nach Kardioversion v. Vorhofflimmern:** 2 x 160+80 p.o., ab d2 3 x 160+80mg; **Vorhofflimmern, Rezidiv-Pro.:** d1: 1 x 160+80mg, d2-3: 2 x 160+80mg, ab d4: 3 x 160+80mg

| Prajmaliumbitartrat Rp | HWZ 4–7 h, Q0 0.95, PPB 60% |
|---|---|

**(Supra-)Ventrikuläre Tachykardie:** ini 3-4 x 20mg p.o., nach 2-3d 2-4 x 10mg;
**DANI** GFR 30-60: 50%; < 30: KI; **DALI** nicht erforderlich

## 8.3.14 Klasse-Ic-Antiarrhythmika

**Wm:** Erregungsleitung ↑, Refraktärzeit ↑ (AV u. Ventrikel), keine Vagolyse; **UW:** Hypotonie, AV-Block, Nausea, Proarrhythmien, cholestatische Hepatitis; **KI:** Herzinsuff., Sick Sinus, schweres Asthma bronch.; **Ink:** Ritonavir;

### Flecainid Rp — HWZ 20h, Qo 0.7, PPB 40%, PRC C, Lact +

**(Supra-)Ventrikuläre Tachykardie:** 2 × 50-150mg p.o.; 1mg/kg langsam i.v., evtl. nach 15–20min 0.5mg/kg; Dauerinfusion: 200–400mg/d; **DANI, DALI** GFR < 50: ini max. 2 × 50mg p.o., Erh.Dos. max. 2 × 150mg; max. 200–300mg i.v.

### Propafenon Rp — HWZ 5–8h, Qo 1.0, PPB 85–95%, PRC C, Lact ?

**(Supra-)Ventrikul. Tachyk.:** 3 × 150 oder 2 × 300mg, max. 3 × 300mg p.o.; 0.5–2mg/kg i.v., max. 560mg/d; **Ki.:** 10–20mg/kg p.o. in 3–4ED; **Rezidiv-Pro. Vorhofflimmern:** ini 2 × 225mg p.o., ggf. nach 5d 2 × 325mg bzw. nach 10d 2 × 425mg; **DANI** sorgfältige Dosiseinstellung; **DALI** ggf. Dosisreduktion

## 8.3.15 Klasse-III-Antiarrhythmika

**Wm/Wi:** Blockade v. K$^+$Kanälen ⇒ AP-Dauer ↑; **UW (Amiodaron):** Korneaablagerung, Lungenfibrose, Photosensibilität, Leberschäden, Sehstrg., Erythema nodosum, Hypo-, Hyperthyreose; **UW (Sotalol):** AV-Block, HF ↓, Hypotonie, Herzinsuff. ↑, QT-Verlängerung, ventr. Tachyarrhythm., Torsade de pointes, Bronchokonstriktion, periph. Vasokonstriktion, Insulinsekretion ↓, Glykogenolyse ↓, Hypoglykämiesympt. maskiert, Potenzstrg.; **KI (Amiodaron):** AV-Block II°–III°, HF ↓, Schilddrüsenerkr., Jodallergie, SS/SZ; **KI (Sotalol):** Herzinsuff. NYHA IV, akuter Herzinfarkt, AV-Block II°–III°, SA-Block, Sick Sinus, HF ↓ < 50/min, vorbesteh. QT-Verlängerung, COPD, schwere pAVK s. Betablocker→S. 136;

### Amiodaron Rp — HWZ 64d, Qo 1.0, PPB 95%, PRC D, Lact -

**(Supra-)Ventr. HRST:** d1–10: 3–6 × 200mg, Erh.Dos. 1 × 200mg an 5d/W p.o.; 5mg/kg über 3min i.v.; Dauerinf.: 10–20mg/kg in 250–500ml Glukose 5% für max. 7d; **DANI** nicht erforderl.

### Sotalol Rp — HWZ 7–18h, Qo 0.015, keine PPB, PRC B, Lact ?

**Supraventr., ventr. HRST:** ini 2–3 × 40mg p.o., je nach Wi steigern bis 3 × 160mg; 20mg langsam i.v., evtl. Wdh. nach 20min, max 1.5mg/kg i.v.; **DANI** GFR 10–30: 50%; < 10: 25%

## 8.3.16 Mehrkanalblocker

**Wm/Wi:** (Dronedaron): Hemmung des Kalium-, Natrium- u. Kalziumstroms, Verlängerung von Aktionspotenzial u. Refraktärzeit, nicht kompetitiver Antagonist adrenerger Aktivität ⇒ Verlängerung d. effektiven Refraktärzeit v. Vorhof, AV-Knoten u. Ventrikel ⇒ Verhinderung v. Vorhofflimmern od. Wiederherstellung eines Sinusrhythmus, Reduktion d. Herzfrequenz; **Wm/Wi** (Vernakalant): Blockade von elektrischen Strömen in allen Phasen des atrialen Aktionspotenzials ⇒ antiarrhythmische Wi v. a. im Vorhof, atriale Refraktärzeit ↑, Überleitungsgeschwindigkeit ↓ ⇒ Konversion in Sinusrhythmus; **UW** (Dronedaron): Kreatinin ↑, QTc-Verlängerung, Bradykardie, Diarrhoe, Erbrechen, Übelkeit, Bauchschmerzen, Dyspepsie, Exanthem, Juckreiz, Müdigkeit, Asthenie; **UW** (Vernakalant): Dysgeusie, Parästhesie/Hypoästhesie, Schwindel, Kopfschmerz, Bradykardie, Vorhofflattern, Hypotonie, Niesen, Husten, nasale Beschwerden, Übelkeit, Erbrechen, Mundtrockenheit, Pruritus, Hyperhidrose, Schmerzen/Parästhesien an Infusionsstelle, Hitzegefühl; **KI** (Dronedaron): bek. Überempfindlichkeit, AV-Block II°/III° od. Sick-Sinus-Syndrom (außer bei gleichzeitigem Schrittmacher), Bradykardie < 50/min; Herzinsuff. NYHA IV oder instabile NHYA III, hämodynamisch instabile Pat., gleichzeitige Anwendung von starken CYP 3A4-Inhibitoren (z. B. Ketoconazol, Itraconazol, Voriconazol, Posaconazol, Telithromycin, Clarithromycin, Nefazodon, Ritonavir), gleichzeitige Anwendung v. Arzneimitteln, die Torsade de pointes verursachen können (z. B. Phenothiazine, Cisaprid, Bepridil, trizykl. Antidepressiva, Terfenadin, bestimmte orale Makrolidantibiotika, Klasse I-u. -III-Antiarrhythmika), QTc-Verlängerung ≥ 500 ms, schwere Leberfunktionsstrg., stark eingeschr. Nierenfunktion (CrCl < 30ml/min); **KI** (Vernakalant): Überempfindlichk., schwere Aortenklappenstenose, RR < 100mmHg (systolisch), NYHA III/IV, QT-Verlängerung, schwere Bradykardie, AV-Block II°/III°/Sinusknotenerkrankung (ohne Schrittmacher), i.v.-Anw. v. Antiarrhythmika in letzten 4h., ACS innerhalb d. letzten 30d;

| Dronedaron Rp | HWZ 25–30h, PRC X, Lact ? |
|---|---|
| Multaq Tbl. 400mg | Nicht permanentes Vorhofflimmern: 2 x 400mg p.o.; **DANI** GFR ≥ 30: 100%; < 30: KI; **DALI** KI bei schwerer LI |
| **Vernakalanthydrochlorid Rp** | HWZ 3–5,5h , PRC X, Lact ? |
| Brinavess Inf.Lsg. 20mg/ml | Kürzl. aufgetretenes Vorhofflimm.: (ohne herzchir. Eingriff < 7d, mit herzchir. Eingriff < 3d): ini 3mg/kg über 10min i.v. (max. 339mg), nach 15min ggf. Wdh. mit 2mg/kg über 10min (max. 226mg); max. 5mg/kg/24h; **DANI, DALI** nicht erforderlich |

## 8.3.17 Digitalisglykoside

**Wm:** Hemmung des aktiven $Na^+$-$K^+$-Transports an Muskelzelle ⇒ intrazell. $Na^+$ ↑ ⇒ $Na^+$-$Ca^{2+}$-Austausch ↓ ⇒ intrazell. $Ca^{2+}$ ↑; Vagusakt.↑, Sympathikusakt.↓; **Wi:** pos. inotrop, Schlagvolumen ↑ ⇒ Wirkungsgrad d. insuff. Herzens↑, Gewebs- u. Koronarperfus.↑, neg. chrono-, dromotrop, Refraktärzeit am AV-Knoten↑, am Myokard↓ ⇒ Aktiv. ektoper Schrittmacher, pos. bathmotrop; **UW:** AV-Block, Arrhythm., Extrasyst., Nausea, Erbrechen, Diarrhoe, Farbsehstrg., Verwirrtheit; **KI:** AV-Block II°-III°, WPW-Syndrom, ventr. Tachykardie, Carotissinussyndr. HOCM, Hyperkalzämie, Hypokaliämie, thorak. Aortenaneurysma;

| | |
|---|---|
| **Digitoxin** Rp HWZ 7–8d, Q0 > 0.7, PPB 90–97%, PRC C, Lact + therap. Serumsp. (µg/ml): 10–30 | |

**Herzinsuffizienz, tachykardes Vorhofflimmern:** d1-3: 3 × 0.07–0.1mg p.o., dann: 1 × 0.07–0.1mg; d1: 0.5mg i.v., d2, 3: 0.25mg i.v., dann 0.07–0.1mg/d p.o./i.v.; **Ki.:** bis zur Sättigung 0.03mg/kg/d, dann 0.003mg/kg/d p.o.; **DANI** GFR < 10: Dosisreduktion

| | |
|---|---|
| **Digoxin** Rp HWZ 30–50h, Q0 0.3, PPB 20%, PRC C, Lact + therap. Serumsp. (µg/ml): 0.8–2.0 | |

**Herzinsuff., tachykardes Vorhofflimmern:** d1-3: 1 × 0.25–0.5mg p.o.; 2–3 × 0.25mg i.v., dann 1 × 0.25–0.375mg p.o.; 1 × 0.25mg i.v.; **Ki.:** s. Fachinfo; **DANI** GFR 50–100: 50%; 20–49: 33–50%; < 20: 33%; **DALI** nicht erforderlich

| | |
|---|---|
| **Beta-Acetyldigoxin** Rp HWZ (36)h, Q0 0.3, PPB 30%, therap. Serumsp. (µg/ml): 0.8–2.0 | |

**Herzinsuffizienz, tachykardes Vorhofflimmern:** d1-2: 3 × 0.2mg p.o., dann 1 × 0.2–0.3mg; **Ki. 1-3J:** d1: 40µg/kg in 3ED, dann 10µg/kg; **4-12J:** d1: 25–30µg/kg in 3ED, dann 5µg/kg; **DANI** GFR 50–100: 50%; 20–49: 33–50%; < 20: 33%; **DALI** nicht erforderlich

| | |
|---|---|
| **Metildigoxin** Rp HWZ 48h, Q0 0.35, PPB 20–30%; therap. Serumsp. (µg/ml): 0.8–2.0 | |

**Herzinsuff., tachykardes Vorhofflimmern:** d1-2: 1 × 0.3–0.4mg p.o., dann 1 × 0.1–0.3mg; **Ki.:** s. Packungsbeilage; **DANI** GFR 50–100: 50%; 20–49: 33–50%; < 20: 33%

## 8.3.18 Vitamin K

**UW:** bei i.v.-Anw. anaphylaktische Reaktionen mit Atemstillstand

| K1 (Phytomenadion) OTC | HWZ 1.5–3h, Q0 0.95 |
|---|---|
| **Ka Vit** *Gtt. (20Gtt. = 20mg)* **Konakion** *Amp. 2mg/0.2ml, 10mg/1ml* | **Blutung b. Cumarinüberdosierung:** 5–10mg p.o.; 1–10mg langsam i.v.; **Pro. M. haemorrhagicus: NG:** 2mg p.o. oder 2mg i.m./s.c. bei U1, U2, U3 |

# Quellenverzeichnis 147

# 9 Anhang

## 9.1 Quellenverzeichnis

**Adams et al. 1993:** Classification of subtype of acute ischemic stroke. Definitions for use in a multicenter clinical trial. TOAST. Trial of Org 10172 in Acute Stroke Treatment. Stroke 1993; 24:35–41.

**Arning C et al. 2010:** Ultraschallkriterien zur Graduierung von Stenosen der A. carotis interna, Ultraschall in Med, 31:251–257; Thieme Verlag 2010.

**Aujesky 2006:** Aujesky et al., Validation of a model to predict adverse outcomes in patients with pulmonary embolism. Eur Heart J 2006, 27:476–481.

**AWMF 003/001:** AWMF-Leitlinien Nr. 003/001, Prophylaxe der venösen Thromboembolie, Stand 2009 mit eingearbeitetem Addendum vom 8. Mai 2010.

**AWMF 004/001:** AWMF-Leitlinien Nr. 004-001, Der akute periphere Arterienverschluss, Stand 2008.

**AWMF 004/006:** AWMF-Leitlinien Nr. 004-006, Akuter Intestinalarterienverschluss, Stand 2008.

**AWMF 030/046:** AWMF-Leitlinien Nr. 030/046, Akuttherapie des ischämischen Schlaganfalls, Stand 2008.

**AWMF 065/002:** AWMF-Leitlinien Nr. 065/002, Diagnostik und Therapie der Venenthrombose und der Lungenembolie, Stand 2010.

**Bassand 2007:** Bassand et al., Guidelines for the diagnosis and treatment of non-ST-segment elevation acute coronary syndromes. Eur Heart J 2007, 28:1598–1660.

**Bates 2004:** Bates et al., Use of Antithrombotiv Agents During Pregnancy, ACCP evidence-based clinical practice guidelines (7th edition). Chest 2004, 126:627S–644S.

**Bauersachs 2007:** Bauersachs et al., Überbrückung der oralen Antikoagulation bei interventionellen Eingriffen. Dtsch. Ärzteblatt 2007, 104(18):1237–44.

**Brott 1989:** Brott et al., Measurements of acute cerebral infarction; a clinical examination scale, Stroke 1989, 20:864–870.

**Büller 2004:** Büller et al., Antithrombotic Therapy für Venous Thromboembolic Disease, ACCP evidence-based clinical practice guidelines (7th edition). Chest 2004, 126:401S–428S.

**CLOTS 2009:** CLOTS Trail Collaboration: Effectiveness of thigh-length graduated compression stockings to reduce the risk of deep vein thrombosis after stroke (CLOTS trial 1): a multicentre, randomised controlled trial. Lancet 2009, 373:1958–65.

**DGK 2011:** Baumgartner et al., Leitlinien für die Behandlung von Erwachsenen mit angeborenen Herzfehlern, ESC Pocket Guidelines, © 2011 Deutsche Gesellschaft für Kardiologie - Herz- und Kreislaufforschung e.V.

**DGK 2012a:** Hamm et al., Diagnose und Therapie des akuten Koronarsyndroms ohne ST-Strecken-Hebung (NSTE-ACS), ESC Pocket Guidelines, © 2012 Deutsche Gesellschaft für Kardiologie - Herz- und Kreislaufforschung e.V.

**DGK 2012b:** Wijns et al., Myokardrevaskularisation, SC Pocket Guidelines, © 2012 Deutsche Gesellschaft für Kardiologie - Herz- und Kreislaufforschung e.V.

**DGK 2012c:** Erbel et al., Diagnostik und Therapie der peripheren arteriellen Erkrankungen, ESC Pocket Guidelines, © 2012 Deutsche Gesellschaft für Kardiologie - Herz- und Kreislaufforschung e.V.

**DGK 2013:** Camm et al., Leitlinien für das Management von Vorhofflimmern, ESC Pocket Guidelines, © 2013 Deutsche Gesellschaft für Kardiologie - Herz- und Kreislaufforschung e.V.

**Diener/Weimar** (Hg.), Leitlinien für Diagnostik und Therapie in der Neurologie. 5. Auflage, Thieme Verlag 2012
Kapitel:
- Akuttherapie des ischämischen Schlaganfalls
- Diagnostik akuter zerebrovaskulärer Erkrankungen
- Sekundärprophylaxe des ischämischen Insults

**Douketis 2012:** Douketis et al., Perioperative Management of Antithrombotic Therapy, ACCP evidence-based clinical practice guidelines (9th edition). Chest 2012, 141; e326S–e350S.

## 9 Anhang

**Emedicine:** Emedicine: Deep Vein Thrombosis and Thrombophlebitis - Emedicine: Signs and Symptoms of DVT (http://www.emedicine.com/emerg/TOPIC122.HTM).
**Erbel 2012:** Erbel et al., Kommentar zur Leitlinie (2011) der Europäischen Gesellschaft für Kardiologie zur Diagnose und Therapie der peripheren arteriellen Erkrankung. Kardiologie 2012, 6: 302–308. DOI 10.1007/s12181-012-0431-x. © Deutsche Gesellschaft für Kardiologie - Herz- und Kreislaufforschung e.V.
**ESC 2008:** Torbicki et al., Acute Pulmonary Embolism (ESC-Guidelines/European Society of Cardiology). Europ Heart J. 2008, 29: 2276–2315.
**ESC 2009:** Habib G et al., Guidelines on the prevention, diagnosis, and treatment of infective endocarditis (new version 2009). Europ Heart J. 2009, 30:2369–2413.
**ESC 2011:** Tendera et al., ESC Guidelines on the diagnosis and treatment of peripheral artery diseases. Europ Heart J. 2011, 32: 2851–2906.
**ESC 2012a:** Steg et al., ESC Guidelines for the management of acute myocardial infarction in patients presenting with ST-segment elevation. Europ Heart J. 2012, 33: 2569–2619.
**ESC 2012b:** McMurray et al., ESC Guidelines for the diagnosis and treatment of acute and chronic heart failure 2012. Europ Heart J. 2012, 33: 1787–1847.
**ESC 2012c:** Camm et al., ESC Pocket Guidelines: Guidelines for the Management of Atrial Fibrillation (Including the Focused Update 2012), © 2012 European Society of Cardiology.
**ESC 2012d:** Vahanian A et al., Guidelines on the management of valvular heart disease (version 2012), © 2012 European Society of Cardiology.
**Geerts 2008:** Geerts et al., Prevention of Venous Thromboembolism, ACCP evidence-based clinical practice guidelines (8th edition), Chest 2008, 133:381–453.
**Gogarten 2010:** Gogarten et al., Regional anaesthesia and antithrombotic agents: recommendations of the European Society of Anaesthesiology. European Journal of Anaesthesiology 2010, Vol 27 No 12.
**Hach-Wunderle 2005:** Hach-Wunderle et al., Thrombophile Diathesen, Leitlinien DGHO 2005.
**Hach-Wunderle 2008:** Hach-Wunderle et al., Therapie bei tiefer Bein- und Beckenvenenthrombose. Dtsch. Ärzteblatt 2008, 105:25–34.
**Hamm 2007:** Hamm CW: Kommentar zu den Leitlinien der ESC zur Diagnose und Therapie des akuten Koronarsyndroms ohne ST-Strecken-Hebung (NSTE-ACS), Der Kardiologe 2009.
**Heilmann 2001:** Heilmann et al., Die Anwendung von niedermolekularen Heparinen in der Schwangerschaft, Geburtshilfe Frauenheilk 2001, 61:355–63.
**Kearon 2008:** Kearon et al., Antithrombotic Therapy for Venous Thromboembolic Disease, ACCP evidence-based clinical practice guidelines (8th edition). Chest 2008, 133: 454–545.
**Kearon 2012:** Antithrombotic therapy for VTE Disease: Antithrombotic Therapy and Prevention of Thrombosis, ACCP evidence-based clinical practice Guidelines (9th edition). Chest 2012, 141: e419S.
**Koscielny 2009:** Koscielny et al., Patienten unter oraler Antikoagulation - Perioperatives Bridging, Hämostaseologie 2009, 29:247–55.
**Lewalter 2008:** Lewalter T et al., Kommentar zu ACC/AHA/ESC 2006 Guidelines for the management of patients with atrial fibrillation – executive summary. Kardiologie 2008; 2:181–205.
**Libman 1995:** Libman R et al., Archives of Neurology. 1995; 52:1119–1122.
**Luxembourg 2005:** Luxembourg et al., Malignome und Thrombose: eine wechselseitige klinische Beziehung, VASA 2005, 34(4):225–34.
**Merck:** Merck Manual Online Library: Management Pulmonary Embolism (http://www.merck.com/mmpe/sec05/ch050/ch050a.html)
**Nabavi 2007:** Nabavi et al., Der juvenile ischämische Insult. Klinik, Ursachenspektrum, Diagnostik und Therapie. Nervenarzt 2004, 75:167–186.
**Norgren 2007:** Norgren et al., Inter-Society Consensus for the Management of Peripheral Arterial Disease (TASC II). Eur J Vasc Endovasc Surg 2007, 33(Suppl1):S1–75.
**Patrono 2008:** Patrono et al: Antiplatelet Drugs, ACCP evidence-based clinical practice guidelines (8th edition). Chest 2008, 133:199–233.
**PIOPED 1990:** PIOPED Investigators: Value of the ventilation/perfusion scan in acute pulmonary embolism: results of the prospective investigation of pulmonary embolism diagnosis (PIOPED). J Med Ass 1990, 263:2753–2759.
**RCOG 2004:** ROCG: Guideline No. 37;Thrombembolic Disease in Pregnancy and the Puerperium 2004.
**Rutherford et al.,** J Vasc Surg 1997;26:516–538.

# Quellenverzeichnis

**Salem 2008:** Salem et al., Valvular and Structural Heart Disease, ACCP evidence-based clinical practice guidelines (8th edition). Chest 2008, 133:593–629.
**Schellong 2007:** Schellong et al., Chirurg, 2007, 78(2):125-6, 128-32.
**Schellong 2012:** Schellong et al., Perioperative Thromboseprophylaxe. Neue orale Antikoagulanzien und ihre Anwendung im Umfeld operativer Eingriffe. Anästhesiol Intensivmed Notfallmed Schmerzther 2012; 47:266–272.
**Singer 2008:** Singer et al., Antithrombotic Therapy in Atrial Fibrillation, ACCP evidence-based clinical practice guidelines (8th edition). Chest 2008, 133:546–592.
**Snow 2007:** Snow et al., Management of venous thromboembolism: a systematic review for a practical guideline. Ann Intern Med 2007, 146:204–10.
**Stein 2007:** Stein et al., Diagnostic pathways in acute pulmonary embolism: recommendations of the PIOPED II Investigators. Radiology 2007, 242(1):15–21.
**Sumeet Subherwal et al.,** Coronary Heart Disease: Baseline Risk of Major Bleeding in Non-ST-Segment-Elevation Myocardial Infarction: The CRUSADE (Can Rapid risk stratification of Unstable angina patients Suppress ADverse outcomes with Early implementation of the ACC/AHA guidelines) Bleeding Score. Circulation. 2009; 119: 1873–1882.
**Tebbe 2008:** Tebbe et al., AFFECT: a prospective, open-label, multicenter trial to evaluate the feasibility and safety of a short-term treatment with subcutaneous certoparin in patients with persistent non-valvular atrial fibrillation. Clin Res Cardiol 2008, 97(6):389–396.
**Van de Werf 2008:** Van de Werf et al., Management of acute myocardial infarction in patients presenting with persistent ST-segment elevation. EHJ 2008, 29:2909–2945.
**Van Gelder 2002:** Van Gelder et al., A comparison of rate control and rhythm control in patients with recurrent persistent atrial fibrillation. N Engl J Med 2002, 347:1834–1840 (RACE).
**Warkentin 2008:** Warkentin et al., Treatment and Prevention of Heparin-Induced Thrombocytopenia, ACCP evidence-based clinical practice guidelines (8th edition). Chest 2008, 133:340–380.
**Wells 1998:** Wells et al., Use of a clinical model for safe management of patients with suspected deep-vein thrombosis. Ann Intern Med 1998, 129:997–1005.
**Wells 2003:** Wells et al., Evaluation of D-Dimer in the Diagnosis of Suspected Deep-Vein Thrombosis. NEJM 2003, 349:1227–35.
**Widder, Görtler 2004:** Doppler- und Duplexsonographie der hirnnversorgenden Arterien. Springer Verlag 2004.
**Wuhl 2005:** Wuhl et al., Pulmonary Embolism: New Diagnostic Tools and Treatment Paradigms, Resident & Staff Physician, Feb 2005.
**Wyse 2002:** Wyse et al., A comparison of rate control and rhythm control in patients with atrial fibrillation. N Engl J Med 2002, 347:1825–1833 (AFFIRM).
**Zipes 2006:** Zipes et al., ACC/AHA/ESC 2006 guidelines for management of patients with ventricular arrhythmias and the prevention of sudden cardiac death - executive summary. Eur Heart J 2006, 27:2099–2140.

## 9.2 Liste der Abkürzungen

| | |
|---|---|
| ACI | arteria carotis interna |
| ACM | arteria cerebri media |
| aHT | arterieller Hypertonus |
| AK | Antikörper bzw. Aortenklappe |
| Amp. | Ampulle |
| ANV | akutes Nierenversagen |
| AP | Angina pectoris |
| AVK | arterielle Verschlusskrankheit |
| BB | Blutbild |
| BE | Broteinheit = 10 g Kohlenhydrate |
| BE-Faktor | Menge kurzwirksamen Insulins (in IE), die pro BE gebraucht wird |
| BGA | Blutgasanalyse |
| BMI | Body-Mass-Index |
| BZ | Blutzucker |
| cm | Zentimeter |
| COPD | chronisch obstruktive Lungenerkrankung |
| CRP | C-reaktives Protein |
| CT | Computertomografie |
| d | Tag |
| d. F. | der Fälle |
| DA | Dosisanpassung |
| DALI | Dosisanpassung bei Leberinsuffizienz |
| DANI | Dosisanpassung bei Niereninsuffizienz |
| DD | Differenzialdiagnose |
| Dm | Diabetes mellitus |
| ED | Einzeldosis |
| EHRA | European Heart Rhythm Association |
| E-lyte | Elektrolyte |
| Erh.Dos. | Erhaltungsdosis |
| Erw. | Erwachsene |
| FFP | fresh frozen plasma |
| FK | Frequenzkontrolle |
| GFR | glomeruläre Filtrationsrate |
| GOT | Glutamat-Oxalazetat-Transaminase |
| GPT | Glutamat-Pyruvat-Transaminase |
| h | Stunden |
| HD | Hämodialyse |
| HDL | high density lipoprotein |
| Hf | Herzfrequenz |
| HI | Herzinsuffizienz |
| HIT | heparininduzierte Thrombozytopenie |
| HK | Herzklappe |
| HOCM | hypertrophe obstruktive Kardiomyopathie |
| HRST | Herzrhythmusstörungen |
| HWZ | Halbwertzeit |
| HZV | Herzzeitvolumen |
| IE | internationale Einheiten bzw. infektiöse Endokarditis |
| i.m. | intramuskulär |
| Ind | Indikation |
| Inf. | Infektion |
| ini | initial |
| Ink | Inkompatibilität |

# Liste der Abkürzungen

| | |
|---|---|
| INR | International Normalized Ratio |
| IPK | intermittierende pneumatische Kompressionsmaßnahme |
| ISA | intrinsische sympathomimetische Aktivität |
| IU | international unit (internationale Einheit) |
| i.v. | intravenös |
| J | Jahre |
| kg KG | pro Kilogramm Körpergewicht |
| KH | Kohlenhydrate |
| KHK | Koronare Herzkrankheit |
| KI | Kontraindikation |
| Ki. | Kinder |
| klin. | klinisch |
| KM | Kontrastmittel |
| Krea | Kreatinin |
| KUS | Kompressionsultrasonografie |
| KV | Kardioversion |
| Lact | Stillzeit |
| LDH | Laktatdehydrogenase |
| LDL | low density lipoprotein |
| LE | Lungenembolie |
| LI | Leberinsuffizienz |
| Lj. | Lebensjahr |
| LM-WH | gewichtsadaptiertes NMH |
| Lsg. | Lösung |
| LV | linksventrikulär |
| LVEF | linksventrikuläre Ejektionsfraktion |
| LWS | Lendenwirbelsäule |
| LZ-OAK | orale Langzeitantikoagulation |
| MI | Myokardinfarkt |
| min | Minute(n) |
| MK | Mitralklappe |
| Mo. | Monat/Monate |
| MRT | Magnetresonanztomografie |
| MS-CT | Multislice-Computertomografie |
| MTPS | medizinische Thromboseprophylaxestrümpfe |
| Ngb. | Neugeborene |
| NI | Niereninsuffizienz |
| NMH | niedermolekulares Heparin |
| NSAR | nichtsteroidale Antiphlogistika |
| NSTEMI | Non-ST-elevation myocardial infarction |
| NW | Nebenwirkungen |
| NYHA | New York Heart Association |
| OAK | orale Antikoagulation |
| OP | Operation |
| o. p. B. | ohne pathologischen Befund |
| pAVK | periphere arterielle Verschlusskrankheit |
| PCI | perkutane Koronarintervention |
| PPB | Plasmaproteinbindung |
| PRC | pregnancy risk category |
| PRIND | prolongiertes reversibles ischämisches neurologisches Defizit |
| PTT | partielle Thromboplastinzeit |
| $Q_0$ | extrarenale Eliminationsfraktion (bei normaler Nierenfkt.) |
| RA | rechter Vorhof |
| Reakt. | Reaktion |

| | | | | |
|---|---|---|---|---|
| RF | Risikofaktor | | UAW | unerwünschte Arzneimittelwirkungen |
| RK | Rhythmuskontrolle | | UFH | unfraktioniertes Heparin |
| Rp | Rezept-/Apothekenpflicht (OTC) | | UW | unerwünschte Wirkungen |
| RR | Riva-Rocci, Blutdruck | | V. a. | Verdacht auf |
| RV | rechtsventrikulär | | VHF | Vorhofflimmern |
| s.c. | subkutan | | VTE | venöse Thrombembolie |
| sec | Sekunden | | Wdh. | Wiederholung |
| Sgl. | Säuglinge | | Wi | Wirkung |
| SR | Sinusrhythmus | | Wm | Wirkmechanismus |
| SS | Schwangerschaft | | Wo. | Woche(n) |
| SSW | Schwangerschaftswoche | | WS | Wirbelsäule |
| STEMI | ST-elevation myocardial infarction | | WW | Wechselwirkungen |
| Strg. | Störung | | Z. n. | Zustand nach |
| s. o. | siehe oben | | ZNS | Zentralnervensystem |
| s. u. | siehe unten | | z. T. | zum Teil |
| sympt. | symptomatisch | | | |
| system. | systemisch | | | |
| SZ | Stillzeit | | | |
| Tbl. | Tablette | | | |
| TE | Thromboembolie | | | |
| TEA | Thrombendarteriektomie | | | |
| TEE | transösophageale Echokardiografie | | | |
| TG | Triglyzeride | | | |
| Th. | Therapie | | | |
| TIA | transitorisch ischämische Attacke | | | |
| TTE | transthorakale Echokardiografie | | | |
| TVT | tiefe Venenthrombose | | | |

# Index

## A
A. carotis
- Angioplastie 90
- Stenosen 87, 88

A. temporalis, Biopsie 80
A. basilaris, Verschluss 85
Abciximab 66, 68, 116, 125
Abscheidungsthrombus 8
Absolute Arrhythmie 98
Acebutolol 136
ACE-Hemmer 69, 92, 131, 132
Acetyldigoxin 146
Acetylsalicylsäure 22, 54, 65, 66, 67, 69, 90, 93, 95, 111, 116, 125, 126
- Unverträglichkeit 93

ACI-Stenose 88
- Graduierung 88, 89
- Therapie 90

Adipositas-Chirurgie 33
ADP 116
Adrenalin 130
Aggrenox 93
Akute Vestibulopathie 78
Akutes Koronarsyndrom 60
- EKG 60
- Entscheidungsalgorithmus 61
- Mortalität 64, 70
- Spektrum 61

Aldosteronantagonisten 69, 142
Algorithmus
- Antithrombotische Therapie bei VHF 104
- Diagnose Extremitäten-arterienverschluss 51
- Diagnose Mesenterial-arterienverschluss 55
- Diagnostik bei V.a. Lungen-embolie 12
- Entscheidungswege bei ACS 61
- Fibrinolyse 83, 84
- Präoperatives Bridging 39
- Therapie Extremitäten-arterienverschluss 52
- Therapie Mesenterial-arterienverschluss 56, 58
- Thrombosierung Herzklappe 112, 113
- V.a. Venenthrombose 19
- Vorgehen bei Schlaganfall 94

Allgemeinchirurgie 33
Alpha-2-Rezeptoragonisten 140
Alphablocker 140

Alpha-Methyldopa 140
Alprostadil 56, 127
Alteplase 65, 123
Altinsulin 75
Ambulante Medizin
- Thromboembolie-Prophylaxe 31, 32

Aminomethylbenzoesäure 124
Amiodaron 103, 105, 106, 107, 109, 110, 144
Amlodipin 139
Amputation 52
ANA 80
ANCA 80
Angina pectoris 60, 61
- Canadian Cardiovascular Society 60
- Instabil 60

Angioplastie A. carotis 90
Angiotensin II 97
Angiotensin-II-Blocker 69, 134
Anschlussbehandlung 94
Antiarrhythmika
- Klasse Ia 143
- Klasse Ic 144
- Klasse III 144

Antiarrhythmische Therapie
- Vorhofflimmern 105

Anti-ds-DNA 80
Antifibrinolytika 124
Antihämophiles Globulin A 128
Antihämophiles Globulin B 128
Antikardiolipin-AK 80
Antikoagulation
- Extremitätenarterien-verschluss 51
- Geburt 30
- Lungenembolie 43, 44
- Mesenterialarterienverschluss 56
- NSTEMI 67
- Schlaganfall 93
- Schwangerschaft 110
- STEMI 65
- Venöse Thromboembolie 20
- Vorhofflimmern 103, 104

Antiphospholipid-Antikörper 43, 47
Anti-β2-Glykoprotein-AK 80
Antithrombin 47, 80, 129
Antithrombinmangel 43
Anti-Xa-Aktivität 18, 19, 40
Aortenklappenersatz 111
Aortenstenose 91
Aortenverschluss 49

APC-Resistenz 47, 80
Apixaban 17, 18, 19, 20, 21, 22, 25, 34, 40, 86, 93, 104, 120
- Gerinnungskaskade 115

Appendektomie 31
aPTT 86
Argatroban 18, 19, 20, 22, 121
- Gerinnungskaskade 115

Ärmelförmige sensible Störung 78
Arterielle Embolie 49
Arterielle Hypertonie 91
Arteriitis 44
Arthroskopie
- Thromboembolie-Prophylaxe 26

Ashman-Phänomen 98
Aspirin
- s. Acetylsalicylsäure

Atenolol 136
Atriale Umbauvorgänge 97
Atropin 131
Aufklärung
- Bridging 36
- Katheterablation 110
- Thromboembolie-Prophylaxe 32

Augenchirurgie 37
Aura, Migräne 77
Ausschlusskriterien Fibrinolyse 85, 86
Autoimmundiagnostik 80
AV-Knoten-Ablation 106, 110
Azilsartanmedoxomil 134

## B
Barthel-Index 94
Basilaris
- Thrombose/-embolie 84
- Verschluss 85

Beckenfrakturen 25
Beinschmerzen 9
Benazepril 133
Beniginer paroxysmaler Lageschwindel 78
Beta-Acetyldigoxin 146
Betablocker 69, 106, 110, 136
- COPD 105, 110
- Vorhofflimmern 103

Beta-Sympathomimetika 97
Betaxolol 136
Bildgebung Lungenembolie 12
Biologische Herzklappen 111
Biomarker Lungenembolie 44
Bisoprolol 106, 136
Bivalirudin 66, 68, 121
- Gerinnungskaskade 115

# Index

Blutdruckeinstellung
- Fibrinolyse 82
- Schlaganfall 75, 82, 92

Blutung
- Blutungskomplikationen 20
- Cumarinüberdosierung 146

Blutungsrisiko
- Bridging 37
- CRUSADE-Score 71
- Herzkatheter 37

Blutzuckereinstellung
Schlaganfall 75, 82, 92

Borrelien 80
Bradyarrhythmie 98
Bridging 36, 37, 38, 39
- Thromboembolierisiko 38

Brinavess 145
Brustschmerzen 11
Buflomedil 127
Bunazosin 140
Bypass Extremitätenarterienverschluss 53

## C

C1-Esterase-Inhibitor 129
CADASIL 81
Cafedrin 131
Canadian Cardiovascular Society 60
Candesartan 134
Captopril 82, 133
CARASIL 81
Cardiolipin 47
Carteolol 136
Carvedilol 137
CAS (Angioplastie A. carotis) 90
Celiprolol 137
Certoparin 39, 117
$CHA_2DS_2$-VASc-Score 38, 100, 101, 103
CHADS2-Score 100, 101
Chinidin 143
Chlamydien 80
Christmasfaktor 128
Churg-Strauss-Syndrom 80
Cilazapril 133
Cilostazol 125
Claudicat 128
Clonidin 82, 140
Clopidogrel 22, 39, 54, 65, 66, 67, 93, 111, 116, 125
CMV 80
COL4A1-Mutation 81
Computertomographie
- Kraniale 76
- Lungenembolie 12

Conestat alfa 129
COPD 97, 99
- Betablocker 105, 110
Coumadin 86
COX-1 116
CRUSADE-Blutungsscore 63
Cumarinderivate 122
Cumarine 86
Cumarinüberdosierung 146

## D

Dabigatran 17, 18, 19, 20, 21, 22, 25, 34, 40, 86, 93, 104, 121
- Gerinnungskaskade 115
- Restspiegel 40
Dalteparin 39, 118
Danaparoid 18, 19, 20, 22, 119, 120, 122
- Gerinnungskaskade 115
Darmgangrän 57
D-Dimere 12, 46
Dermatologische Eingriffe 37
Desirudin 19, 122
Diabetes mellitus 91, 110
Diagnosealgorithmus
- Extremitätenarterienverschluss 51
- Mesenterialarterienverschluss 55
- V.a. Lungenembolie 12
- V.a. Venenthrombose 10
Digitalisglykoside 106, 146
Digitoxin 106, 146
Digoxin 103, 106, 110, 146
Dihydralazin 82, 141
Dihydropyridine 139
Dilatative Kardiomyopathie 91
Diltiazem 106, 110, 138
Dipyridamol 93, 126
Dispositionelles Risiko
Thrombose 13
Dissektion, Antikoagulation 93
Dobutamin 82, 130
Door to needle time 85
Dopamin 44, 82, 130
Doppelbilder 74
Doppelflügelklappen 113
Doxazosin 140
Dringlich invasive Strategie
NSTEMI 63
Drogenscreening 77
Dronedaron 105, 106, 109, 145

Durchblutungsfördernde Mittel 127
DWI-MRT 76
Dysfunktion, rechtsventrikuläre 43
Dyspnoe 11

## E

Ecarin clotting time 86
Ecarinzeit 80
Echokardiografie
- Akutes Koronarsyndrom 60, 63
- Klappenvitien 111
- Lungenembolie 12
- Schlaganfall 75, 81
- Transösophageal 100, 101
- Transthorakal 99, 111
- V.a. Lungenembolie 12
ECST 88, 89, 90
Edoxaban 115
EHRA-Score 99, 105
Einschlusskriterien Fibrinolyse 85
Ektopische Aktivität 97
Elektrische Kardioversion 103
Elektrisches Remodeling 97
Elektrolytentgleisung 77
Eliquis 86, 120
Embolektomie Lungenembolie 44
Embolie, septische 81
ENA 80
Enalapril 133
Endokarditis 114
- Bakterielle 86
- Hirninfarktrisiko 91
Enoxaparin 39, 66, 67, 68, 103, 118
Enzephalitis 78
Enzephalopathie
- Hashimoto 80
- Hepatische 77
- Hypertensive 78
Urämische 77
Enzephalopathie-Syndrom,
posteriores reversibles 78
Enzyminhibitoren 129
Epileptische Anfälle 77, 92
Epinephrin 44, 116, 130
Eplerenon 69, 142
Eprosartan 135
Eptacog alpha 128
Eptifibatid 66, 68, 116, 126
Esmolol 137
Esomeprazol 125
Etilefrin 131
Expositionelles Risiko
Thrombose 13
Exsikkose 75

Extremitätenarterienverschluss 49, 50
- Chirurgische Therapieansätze 53
- Diagnosealgorithmus 51
- Differenzialdiagnosen 54
- Fibrinolyse 53
- Interventionelle Therapie 53
- Revaskularisierung 52
- Rezidivprophylaxe 54
- Therapie 51, 52

## F

Faktor I 128
Faktor II 129
Faktor IX 128, 129
Faktor VII 129
Faktor VIIa 128
Faktor VIII 47, 128, 129
Faktor X 129
Faktor Xa Aktivität 86
Faktor XIII 128
Faktor-V-Leiden-Mutation 29, 43, 47, 80
Faktor-Xa-Inhibitoren 18, 19, 119, 120
Farbduplexsonografie
- Schlaganfall 75, 76, 81
FAST-Status 73
Felodipin 139
Fibrinogen 128
Fibrinolyse 83
- Algorithmus (zugelassenes Verfahren) 83
- Algorithmus (individueller Heilversuch) 84
- Ausschlusskriterien 85, 86, 87
- Blutdruckeinstellung 82
- Einschlusskriterien 85
- Extremitätenarterienverschluss 53
- Infusionsschema 85
- Klappenthrombosierung 112
- Kontraindikationen 46
- Lungenembolie 43, 44
- Mediastynrom 87
- STEMI 65, 66
- Tiefe Beinvenenthrombose 42
- Überwachung 85
- Zeitfenster 85, 86
Fibrinolytika 123
Fibrinstabilisierender Faktor 128
Flecainid 103, 107, 109, 144

Flimmerwellen 98, 99
Fogarty 42, 53
Fokussuche 77
Fondaparinux 16, 17, 18, 19, 20, 21, 22, 24, 25, 26, 27, 28, 32, 33, 34, 41, 42, 66, 67, 68
- Gerinnungskaskade 115
Fontan-OP 114
Foramen ovale, offenes 91
Fosinopril 133
Frequenzkontrolle 105, 106
- Entscheidungskriterien 105
- Medikamentös 105
Fruchtwasserembolie 49
Früh invasive Strategie NSTEMI 63
Frührehabilitation, neurologische 94
Funktionelle Paresen 78

## G

Gallopamil 138
Gangrän 51
Gangstörungen 74
Geburt, Antikoagulation 30
Geburtshilfe
- Thromboembolie-Prophylaxe 28
Gefäßchirurgie 33
Genova-Score 11
Gerinnungsdiagnostik
- NOAKs 40
- Schlaganfall 80
Gerinnungsfaktoren 115
Gerinnungskaskade 115
Gerinnungsthrombus 8
Gesichtsfeldeinschränkungen 74
GLA-Aktivität 81
Gleichgewichtsstörungen 74
Glukose 75
Glyzerol 92, 142
GP-IIb/IIIa-Antagonisten 65, 66, 68, 93
GRACE-Risk-Score 60, 63, 70
Gynäkologie
- Thromboembolie-Prophylaxe 28, 30, 33

## H

Haemoccult 47
Hämoglobin-E-Phorese 81
Hämoptyse 10, 11

HANAC Syndrom 81
Handschuhförmige sensible Störung 78
HAS-BLED-Bleeding-Risk-Score 100, 101, 103
Hashimoto-Enzephalopathie 80
Hautnekrosen 32
HCM 110
Heart-type fatty acid binding protein 44
Hemoclot© 40
Heparin 18
- Fibrinolyse 86
- Gerinnungskaskade 115
- Niedermolekulares: s. NMH
- Unfraktioniertes: s. UFH
Heparinantidot 117
Heparindosierungsanpassung 45
Heparininduzierte Thrombozytopenie 20
Heparinoide 122
Hepatitis B/C 80
Herniotomie 31
Herzinfarkt 49
- Hirninfarktrisiko 91
- s. NSTEMI und STEMI
Herzinsuffizienzzeichen 99
Herzkatheter, Blutungsrisiko 37
Herzklappen
- Biologisch 111
- Mechanisch 111, 114
- Rheumatische Klappenerkrankung 38, 97
- Thrombosierung 112, 113
- Vorhofflimmern 110
Herztod, plötzlicher 64
Herzton, vierter 11
Hirnabszess 77
Hirnarterien
- Segmenteinteilung 87
- Versorgungsgebiete 96
Hirnblutungsrisiko 93
Hirninfarkt
- Prävention 92, 93
- Risiko 91
Hirnödem 92
Hirnstamm
- Funktionen 86
- Symptomatik 95
Hirntumor 77
Hirudin 18, 19, 20, 22
- Gerinnungskaskade 115
HIT II 20, 32, 36, 47
HIV 80
Holiday-Heart-Syndrome 97

# 156 Index

Homans-Zeichen 9
Homocystein-Mutation 47
Hormonelle Kontrazeption 30
Hormontherapie 30, 31
HTRA 1 81
Hüftendoprothese 25, 34
Hyperemesis 29
Hyperthermie, Schlaganfall 75
Hyperthyreose 97, 110
Hypertonie, arterielle 91
Hyperventilation 92
Hypoglykämie 77
Hypokapnie 92
Hypokinesie Ventrikel 91
Hypotension, Lungenembolie 44

## I

Ibutilid 107, 109
Icatibant 129
IgG-Beta2-Glykoprotein 47
IgM-Beta2-Glykoprotein 47
Iloprost 127
Individuelles Risiko Thrombose 13
Infektiöse Endokarditis 114
Infusionsschema Fibrinolyse 65
Innere Medizin
 - Thromboembolie-Prophylaxe 33
INR-Ziel
 - Bridging 36
 - Thromboembolie-Prophylaxe 19
 - Vorhofflimmern 104
Instabile Angina pectoris 60
Intensivmedizin
 - Thromboembolie-Prophylaxe 28
Intermediate probability 12
Intermittierende pneumatische Kompression 18, 25, 26, 27
Invasive Strategie NSTEMI 63
Irbesartan 135
Ischämiesyndrom 52
Isosorbiddinitrat 143
Isosorbidmononitrat 143
Isradipin 139

## K

Kaliumcanrenoat 142
Kalorische Spülung 78
Kalziumantagonisten 103, 106, 138, 139
Kardiomyopathie, dilatative 91
Kardioversion
 - Elektrische 103, 107
 - Pharmakologische 103, 107, 109
 - Schwangerschaft 110
Karotisstenosen 88, 90
Katecholamine 75

Katheterablation Vorhofflimmern 107, 108
Katheterbasierte Thrombusfragmentation 44
Katheterentfernung
 - Thromboembolie-Prophylaxe 22
Katheterextraktion
 - Lungenembolie 44
Kippscheibenprothesen 38, 113
Klappenersatz
 - Biologisch 111
 - Mechanisch 111, 114
 - Vorhofflimmern 110
Klappen
 - Prothese 91
 - Vegetationen 91
 - Vitien 111
Klasse-Ia-Antiarrhythmika 143
Klasse-Ic-Antiarrhythmika 144
Klasse-III-Antiarrhythmika 106, 144
Knieendoprothese 25, 34
Koffein, Vorhofflimmern 97
Kokain, Myokardinfarkt 64
Kollagen 116
Kompartmentsyndrom 53, 54
Komplement 80
Kompressionssonografie 12, 20
Kompressionsstrümpfe 35
Kompressionstherapie 24, 42
Konakion 146
Konfetti-Effekt 89
Koordinationsverlust 74
Kopf-Impuls-Test 78
Kopfschmerz 73, 77
Koronaranomalie 64
Koronarembolie 64
Koronarsyndrom, akutes 60
 - EKG 60
 - Entscheidungsalgorithmus 61
 - Mortalität 64, 70
 - Spektrum 61
 - s. auch NSTEMI und STEMI
Koronarthrombose 64
Kraniektomie, dekompressive 92
Krebserkrankung
 - Antikoagulation 23
 - Früherkennungsuntersuchung 47
Kristalloide 75
Kryoglobuline 80

## L

Laborparameter Thrombophilie 47
Langstreckenreisen 32, 35
Langzeit-EKG 81, 100
Laparaskopie 33
Laparotomie 57
LDL-Zielwert 69, 93, 95
Lebendspender-Nephrektomie 31
Lebensstil 69, 93, 95
Lebervenenthrombose 48
Leistungssportler 110
Lercanidipin 139
Lisinopril 133
Lone atrial fibrillation 97
Losartan 135
Low-Dose-Heparin 18
Lues 80
Lungenembolie
 - Antikoagulation 43, 44
 - Bildgebung 12
 - Biomarker 44
 - Diagnose 10
 - Diagnosealgorithmus 12
 - Echokardiografie 12
 - Fibrinolyse 43, 44
 - Genova-Score 11
 - Hämodynamische Stabilität 43
 - Hypotension 44
 - Pulmonalisthrombektomie 44
 - Schock 43
 - Symptome 11
 - Therapie 43, 44
 - Wells-Score 11
Lupus-Antikoagulans 47, 80
Lysetherapie
 - s. Fibrinolyse

## M

M. Fabry 81
M. haemorrhagicus 146
M. Menière 78
M. Wegener 80
Maligne Erkrankungen
 - Thromboembolie-Prophylaxe 28
Manidipin 139
Mannitol 92
Marcumar 36
MAZE-Operation 108
Mechanische Herzklappen 111, 114
Mediasyndrom, Fibrinolyse 87
Mehrkanalblocker 106, 145
Mehrschicht-Computertomografie 12
MELAS 81
Meningen-Biopsie 80

Mesenterialinfarkt 49
Mesenterialarterienverschluss 55
- Diagnosealgorithmus 55
- Diagnostik 55
- Letalität 59
- Operation 57
- Therapiealgorithmus 56, 58
Mesenterialinfarkt 49, 55
Mesenterialvenenthrombose 47, 48
Metildigoxin 146
Metoprolol 82, 103, 106, 137
Midodrin 131
Migräne 77
Milzinfarkt 49
Milzvenenthrombose 48
Minimal access surgery 24
Minoxidil 141
Mitralklappenstenose 91, 111
Moexipril 133
Molsidomin 143
Morphin 51, 52, 69
Mortalität
- Myokardinfarkt 64, 70
- Vorhofflimmern 98
Moxonidin 140
MRT, kranial 76, 77
MTHFR-Mutation 47
MTPS 18, 24, 25, 26, 27, 28, 31, 33
Multaq 145
Multiparität 29
Multiple Sklerose 78
Muskelvenenthrombose 48
Myasthenia gravis 78
Mykoplasmen 80

## N

Nadroparin 39, 118
Naftidrofuryl 127
NASCET 88, 89, 90
Natriumnitroprussid 82
Natriumpentosanpolysulfat 128
Natriuretische Peptide 44
Nebivolol 137
Neonatologie
- Thromboembolie-Prophylaxe 30
Neoplasien 47, 48
Neue orale Antikoagulanzien
- s. NOAKs
Neurochirurgie
- Thromboembolie-Prophylaxe 35
Niedermolekulares Heparin
- s. NMH
Niereninfarkt 49
Nierentransplantation 31
Nifedipin 139

NIH Stroke Scale (NIHSS) 79, 85
Nilvadipin 139
Nisoldipin 139
Nitrate 69, 142
Nitrendipin 139
Nitroglyzerin 82, 142
Nitroprussid-Na 141
NMH 16, 18, 20, 21, 22, 24, 25, 26, 27, 28, 30, 31, 32, 33, 34, 35, 36, 38, 42, 68, 110, 117
- Dosierung 39
- Off-Label-Use 36
NOAKs 35
- Gerinnungsdiagnostik 40
- Hirnblutungsrisiko 93
- Perioperatives Management 40
- Plasmaspiegelbestimmung 40
- Schlaganfall 93
- Schwangerschaft 30
- Vorhofflimmern 104
Non-diagnostic result 12
Non-Dihydropyridine 138
Noradrenalin 75, 82, 131
Norepinephrin 44, 131
Notfalllabor Schlaganfall 76
NSAR 22, 39
NSTEMI 60, 61
- Antithrombotische Therapie 67, 68
- Begleittherapie 69
- Komplikationen 64
- Mortalität 64, 70
- Pathophysiologie 64
- Sekundärprävention 69
- Therapiealgorithmus 63

## O

Ödem, Venenthrombose 9
Olmesartan 135
Omeprazol 69
Orchidopexie 31
Orthopädie
- Thromboembolie-Prophylaxe 34
Osler splits 76
Osmotherapeutika 92
Ösophagusvarizen 86
Osteoporose 21
Osteotomien 25
Ovarielles Überstimulations-syndrom 29
Oxprenolol 137

## P

P2Y$_{12}$-Inhibitoren 65, 67, 69
Pädiatrie
- Thromboembolie-Prophylaxe 30
Paget-von-Schroetter-Syndrom 48
Pain 50
Pallor 50
Pankreatitis 86
Papillarmuskelabriss 64
Paracetamol 75, 82
Paradoxe Embolie 49
Paralysis 50
Parasympatholytika 131
Paresen, psychogene 78
Paresthesia 50
Parkinsonismus 78
Patientenpfade STEMI 62
Penbutolol 137
Pentaerithrityltetranitrat 143
Pentoxifyllin 128
Perfusionsszintigrafie 12
Perikarditis 86
Perikardtamponade 64
Perindopril 133
Perioperatives Management
NOAKs 40
Peritonitis 57
Pfortaderthrombose 48
PGE1 56
Phasenmodell neurologische
Rehabilitation 94
Phenoxybenzamin 141
Phenprocoumon 19, 86, 104, 122
- s. auch Vitamin-K-Antagonisten
Phlegmasia coerulea dolens 48, 54
Photosensitivität 106
Phytomenadion 146
Pill-in-the-pocket 107, 110
Pindolol 137
Plaque, atherosklerotischer 64
Plasmaspiegelbestimmung
NOAKs 40
Plasminogenaktivator 15
Plättchenaktivierung 116
Plötzlicher Herztod 64
Polyneuropathie 106
Polytrauma 26, 27
- Thromboembolie-Prophylaxe 35
Posteriores reversibles Enzephalopathie-Syndrom (PRES) 78
Postprimäre Rehabilitation,
neurologische 94
PPI 69
PPSB 20

# Index

Pradaxa 86, 121
Präeklampsie 17
Präexzitationssyndrom 97, 99
Prajmaliumbitartrat 143
Prasugrel 22, 65, 67, 111, 116, 126
Pratt 50
Prävention
- Schlaganfall 95
- Vorhofflimmern 110
Propafenon 103, 107, 109, 144
Propranolol 137
Prostaglandine
  Extremitätenischämie 52
Prostation 50
Protamin 20, 36, 117
Protein C 47, 124
- Defekt 80
- Mangel 43
Protein S 47
- Defekt 80
Prothrombin-Gen-Mutation 80
Prothrombinkomplex 129
Prothrombinmutation 43, 47
Protonenpumpeninhibitoren 69
Psychogene Paresen 78
PTT
- Zielwert 103
- Kontrolle 45
Pulmonalisangiografie 12
Pulmonalisthrombektomie 44
Pulmonalvenenisolation 107, 108, 110
Pulsdefizit 98
Pulsed-Spray-Lyse 53
Pulselessness 50

## Q

QTc-Verlängerung 106, 109
Quinapril 133

## R

Ramipril 134
Raucherentwöhnung 69, 93
RCVL 81
RCVS 91
Rechtsventrikuläre Dysfunktion 43
Reentry 97
Rehabilitation
- Schlaganfall 94
- Thromboembolie-Prophylaxe 35
Remodeling 97
Reperfusion
- Extremitätenarterien-
  verschluss 51, 52
- STEMI 61, 62, 64
- Tiefe Beinvenenthrombose 42

Reperfusionssyndrom 51, 53, 59
Reteplase 65, 123
Retinalvenenthrombose 48
Reversible zerebrale vasospastische
  Syndrome 91
Reviparin 39, 119
Rhabdomyolyse 51
Rheumatische Herzerkrankung 38, 97
Rhythmuskontrolle 103, 105, 107
Risikoscores Myokardinfarkt 70
Rivaroxaban 17, 18, 19, 20, 21, 22, 25, 34, 40, 41, 42, 86, 93, 104, 120
- Gerinnungskaskade 15
Roter Thrombus 8
rt-PA 44, 53, 65, 83, 84, 86, 87, 123
Rückenmarknahe Anästhesie 22, 30
Rückenmarkverletzungen
- Thromboembolie-Prophylaxe 35
Rutherford 50

## S

Sartane 134
Sauerstoffgabe
- Lungenembolie 44
- Myokardinfarkt 69
- Schlaganfall 82
Schlafalbor 100
Schlaganfall 49
- Akutdiagnostik 76
- Antikoagulation 83
- Basismaßnahmen 82
- Blutdruckeinstellung 75, 82, 92
- Blutzuckereinstellung 75, 82, 92
- Diagnostik 73, 80, 81
- Echokardiografie 81
- Farbdoplexsonografie 76, 81
- Häufigkeit nach
  CHA2DS2-VASc-Score 101
- Komplikationen 92
- Lifestyle 95
- Management 72, 75
- Monitoring 73
- Notfalllabor 74
- Präklinische Therapie 74, 75
- Primärprävention 95
- Rehabilitation 94
- Risikofaktoren 80, 92
- Sekundärprophylaxe 92, 93
- Thromboembolie-Prophylaxe 28
- Volumentherapie 82
Schlucktest 90

Schock
- Kardiogen 64
- Lungenembolie 43
Schrittmacherimplantation 106
Schutzintubation 92
Schwangerschaft
- Antikoagulation 110
- Danaparoid 19
- Diltiazem 110
- Fibrinolyse 46
- Heparine 18, 42
- NOAKs 30
- Risikofaktoren Thromboembolie 13, 28, 29
- Schlaganfall 80
- Thrombose 48
- Thromboseprophylaxe 17
- Verapamil 110
- VKA 42
- Vorhofflimmern 110
Second-Look-Operation 58
Segmenteinteilung Hirnarterien 87, 96
Sehverlust 74
Sekundärprophylaxe
- Myokardinfarkt 69
- Schlaganfall 72, 92, 93
- Thromboembolie 8
Septische Embolien 81
Serotonin 116
Sichelzellanämie 81
Sick-Sinus-Syndrom 97
Sinusrhythmuserhalt 107, 108, 109
Sinusvenenthrombose 47, 48, 93
SLE 80
Sotalol 138, 144
Spirapril 134
Spironolacton 142
Spontandissektion 65
Spontannystagmus 78
Sprunggelenkeingriff 26
Statine 69
- ACI-Stenose 90
- Primärprävention 95
- Schlaganfallprävention 95
STEMI 60, 61
- Antithrombotische Therapie 65, 66, 67
- Begleittherapie 69
- Fibrinolyse 65, 66
- Komplikationen 64
- Mortalität 64, 70
- Pathophysiologie 64
- Patientenpfade 62
- Reperfusionsstrategie 62

- Sekundärprävention 69
- Therapiealgorithmus 62

Stenosegrad A. carotis 88
Streptokinase 44, 123, 65
Stroke Mimics 83, 84
Stroke-Unit 75, 76
Strukturelles Remodeling 97
Subduralhämatom 77
SVS/ISCVS-Klassifikation 50
Sympathomimetika 130

## T

Tachyarrhythmie 98
Tachykardiomyopathie 98, 108
Tachypnoe 11
Talinolol 138
Tandemstenosen 90
TAVI 111
TEE 100, 101
Telmisartan 135
Tenecteplase 65, 123
Terazosin 141
Theodrenalin 131
Theophyllin 97, 110
Therapiealgorithmus
- Extremitätenarterienverschluss 52
- Mesenterialarterienverschluss 56, 58
- NSTEMI 63
- STEMI 62
- Thrombosierung Herzklappe 112, 113
- Vorhofflimmern 104

Thiazid-Diuretika 92
Thienopyridin 114
Thoraxchirurgie
- Thromboembolie-Prophylaxe 34

Thoraxschmerz 60
Thrombektomie
- Tiefe Beinvenenthrombose 42

Thromboembolie-Prophylaxe 16, 17, 21, 118
- Adipositas-Chirurgie 33
- Allgemeinchirurgie 33
- Ambulante Medizin 31, 32
- Anwendungseinschränkungen 20
- Arthroskopie 26
- Aufklärung des Patienten 22
- Bauch- o. Beckenbereich 24
- Blutungskomplikationen 20
- Gefäßchirurgie 23, 33
- Gynäkologie 28, 33

- Herz-, thorax- und gefäßchirurgische Eingriffe 23
- Hüftendoprothese 25
- Innere Medizin 27, 33
- Intensivmedizin 28
- Knieendoprothese 25
- Kopf- und Halsbereich 23
- Langstreckenflug 35
- Laparoskopie 33
- Maligne Erkrankungen 28
- Medikamentöse Maßnahmen 18
- Nebenwirkungen 20
- Neonatologie 30
- Neurochirurgie 23, 34
- Obere Extremität 24
- Orthopädie 34
- Pädiatrie 30
- Physikalische Maßnahmen 18
- Polytrauma 26, 27, 35
- Rehabilitation 35
- Rückenmarknahe Anästhesie 22
- Rückenmarkverletzungen 35
- Schlaganfall 28
- Schwangerschaft 17
- Thoraxchirurgie 23, 34
- Untere Extremität 25, 26
- Urologie 31, 33
- Verbrennungen 26, 27
- Wirbelsäulenverletzungen 26, 27
- Zusammenfassung 33

Thrombendarteriektomie 90
Thrombin 116
Thrombininhibitoren 19, 121, 129
Thrombinzeit 80, 86
Thromboembolierisiko 16, 38
- Bridging 38
- Risikogruppen 29
- Sekundärprophylaxe 43

Thrombolyse
- s. Fibrinolyse

Thrombophilie 43, 47
Thrombose
- Definition 8
- Komplikationen 8
- Lokalisation 48
- Schwangerschaft 48
- Sonderformen 48
- Vena saphena 48
- ZVK-assoziiert 48

Thromboseprophylaxestrümpfe 16, 18

Thromboserisiko
- Dispositionelles 13
- Expositionelles 13
- Individuelles 13

Thrombosierung Herzklappe
- Nichtobstruktiv 112, 113
- Obstruktiv 112

Thrombozytenaggregationshemmer 116, 124
Thrombus Vorhofohr 91, 100
Thrombusfragmentation, katheterbasierte 44
Thyreotoxikose 110
Thyroxin 97
TIA 90, 93
Ticagrelor 22, 65, 67, 116, 126
Ticlopidin 22, 39, 111, 116, 126
Tinzaparin 39, 119
Tirofiban 66, 68, 116, 126
TNK-r-PA 65
TOAST-Kriterien 91
Todd´sche Parese 77
Torsades-de-pointes-
    Tachykardien 106, 109
Toxikologisches Screening 76, 77
Toxoplasmose 80
Trandolapril 134
Tranexamsäure 124
Transitorische globale Amnesie 78
Transösophageale Echokardiografie 100, 101
Transthorakale Echokardiografie 99, 101
Trapidil 143
TREX1-Gen 81
Trikuspidalklappenersatz 111
Troponin 24, 60
- Schlaganfall 76

TTE 99, 101
Tumorerkrankung
- Thromboembolie-Prophylaxe 28

Tumorsuche 47

## U

UFH 16, 18, 21, 22, 24, 27, 28, 31, 32, 33, 34, 36, 42, 44, 66, 67, 68, 103, 117
- PTT-Kontrolle 45

Ulcus Gastrointestinaltrakt 86
Unfraktioniertes Heparin
- s. UFH

Unverträglichkeit ASS 93

# Index

Urapidil 75, 82, 141
Urokinase 44, 53, 123
Urologie
- Thromboembolie-Prophylaxe 31, 33

## V

Valsartan 135
Varikothrombose 48
Varizenchirurgie 24
Vaskulitis
- Screening 80
- Zerebrale 80
Vasodilatatoren, direkte 141
Vasopressoren 44
Vena saphena, Thrombose 48
Vena-cava-Filter 17, 18, 27, 42, 44
Venenbypass 54
Venenthrombose
- Algorithmus 10
- Diagnose 9
- Häufigkeit 14
- Lokalisation 8
- Risikofaktoren 13, 15
- Wahrscheinlichkeiten 14, 16
- Wells-Score 9
Ventrikelseptumdefekt 64, 91
Verapamil 103, 106, 110, 138, 143
Verbrennungen 26, 27
Vernakalant 103, 107, 109, 145
Versorgungsgebiete
- Hirnarterien 96
Vestibulopathie, akute 78
Vierter Herzton 11
Virchow-Trias 8
Viszeralarterienverschluss 49
Vitamin K 20, 146
Vitamin-K-Antagonisten 18, 19, 22, 35, 41, 42, 54, 104
- Bridging 36
- Gerinnungskaskade 115
- Schwangerschaft 110
Vitien
- Angeboren 114
- Erworben 111
Volumentherapie Schlaganfall 82
Vorhofflattern 91
Vorhofflimmern
- Anamnese 99
- Antiarrhythmische Therapie 105
- Antithrombotische Therapie 103, 104
- Ätiologie 97
- Betablocker 103
- EKG-Veränderungen 98, 99
- Frequenzkontrolle 105, 106
- Häufigkeit Schlaganfälle 101
- Herzklappenerkrankungen 110
- Hirninfarktrisiko 91
- Initialdiagnostik 99
- INR-Einstellung 104
- Kalziumantagonisten 103
- Katheterablation 107, 108
- Langzeitprävention 97
- Leistungssportler 110
- Management 97
- Mortalität 98
- NOAKs 104
- Pill-in-the-pocket 107
- Postoperativ 110
- Prävention 110
- Rezidivrisiko 107
- Schwangerschaft 110
- Thromboembolierisiko 98
- Thyroxin 97
- Vitamin-K-Antagonisten 104
- Vorhofthrombus 100
Vorhofmyxom 91
Vorhofohrverschluss 93, 104
Vorhofseptumaneurysma 91
Vorhofthrombus 91, 100
VZV 80

## W

Wahrscheinlichkeiten Venenthrombose 14, 16
Wandhypokinese 91
Warfarin 19, 86, 93, 104, 122
Weißer Thrombus 8
Wells-Score
- Lungenembolie 10
- Venenthrombose 9
Wirbelsäulenverletzungen 26, 27
WPW-Syndrom 103, 110

## X

Xarelto 86, 120

## Z

Zahnärztliche Eingriffe 37
Zeitfenster Fibrinolyse 85, 86
Ziel-INR
- Bridging 36
- Thromboembolie-Prophylaxe 19
Ziel-LDL 69, 93, 95
Zirkumzision 31
ZNS-Lymphom 77
Zungenbiss 77
ZVK-assoziierte Thrombose 48
Zyanotische Patienten 114
Zystizerkose 80